ÉTUDE

SUR

L'ÉPILEPSIE JACKSONIENNE

PAR

Louis GIRARD

Docteur en médecine de la Faculté de Paris.

PARIS

A. PARENT, IMPRIMEUR DE LA FACULTÉ DE MÉDECINE

A. DAVY, successeur

31, RUE MONSIEUR-LE-PRINCE, 31

1882

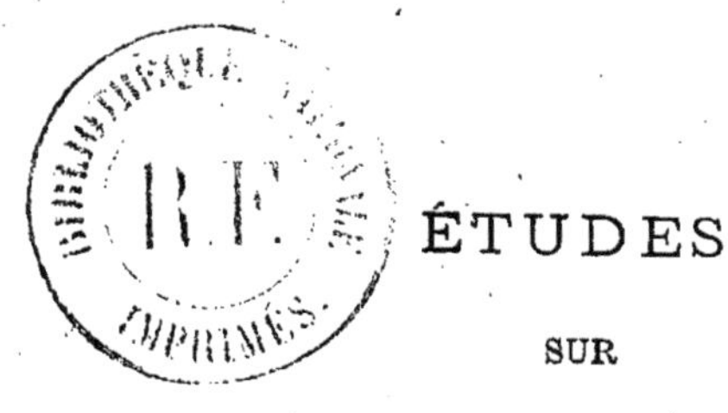

ÉTUDES

SUR

L'ÉPILEPSIE JACKSONIENNE

ÉTUDE

SUR

L'ÉPILEPSIE JACKSONIENNE

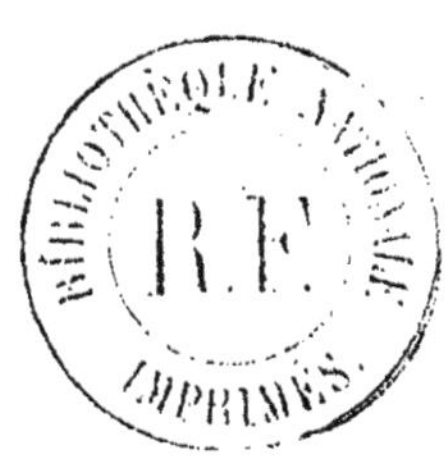

PAR

Louis GIRARD

Docteur en médecine de la Faculté de Paris.

PARIS

A. PARENT, IMPRIMEUR DE LA FACULTÉ DE MÉDECINE

A. DAVY, successeur

31, RUE MONSIEUR-LE-PRINCE, 31

1882

ETUDES

SUR

L'ÉPILEPSIE JACKSONIENNE

INTRODUCTION.

Dès la plus haute antiquité on peut voir, rapportés par les auteurs, des cas d'épilepsie débutant par des convulsions dans un seul membre, un seul côté de la face ou toute une moitié du corps ; mais il faut arriver à la thèse inaugurale du Dr Bravais, en 1827, pour trouver une description complète de cette épilepsie que l'auteur désigne sous le nom d'épilepsie partielle ou hémiplégique.

Nos connaissances en anatomie pathologique ne permettaient pas à cette époque d'attribuer cette affection à sa véritable cause ; et il ne fallait rien moins que les belles découvertes, dues aux magnifiques travaux de l'école de la Salpêtrière, pour arriver à une interprétation qui ne laissât aucun doute sur la nature de la maladie. Aussi nous voyons l'épilepsie partielle être l'objet de nombreuses études pendant ces dernières années, et un médecin anglais, le Dr J. H. Jackson, par une série d'observations minutieusement recueillies, arriver à des conclusions que la physiologie et la clinique faisaient entrevoir et que l'anatomie pathologique devait confirmer.

Longtemps avant la découverte des centres moteurs, l'illustre docteur annonçait que les circonvolutions cérébrales ne pouvaient être que le point de départ et l'aboutissement de tous les nerfs, et c'est dans ces circonvolutions que, bien avant Fritsch et Hitzig, il entreprenait (Med. Times and Gaz., London Hospital Reports) de localiser les centres des mouvements pour les groupes musculaires des membres. Dans un excellent mémoire (West riding lunatic azylum medical Reports, 1873, vol. III) il a récapitulé les faits principaux de ses théories, en établissant que certaines attaques d'épilepsie partielle ou hémiplégique ne reconnaissent d'autre cause qu'une lésion directe ou indirecte de la substance corticale du cerveau.

C'est à cette épilepsie spécialement liée à une lésion quelconque des centres moteurs que M. le professeur Charcot proposait de donner le nom d'épilepsie jacksonienne, tant pour rendre hommage à l'éminent médecin anglais, que pour faire disparaître toute espèce de confusion dans l'esprit et le langage des cliniciens. En effet, l'épithète Jacksonienne ajoutée à la description d'une attaque convulsive, aurait l'avantage de ne plus laisser confondre une épilepsie hémiplégique ou monoplégique ni avec l'épilepsie qui peut survenir chez certains hémiplégiques, ni avec les hémiplégies transitoires qu'on voit suivre certains accès d'épilepsie idiopathique.

Nous basant sur cette opinion, et sur les idées manifestées par M. le professeur Hardy dans une de ses savantes cliniques, nous avons essayé de grouper certains faits que l'état actuel de la science permet de placer sous la dépendance d'une lésion corticale, et, en nous appuyant sur ce qui a été dit notamment par M. le professeur Charcot, dans ses leçons sur les maladies du système nerveux, et par M. le professeur Fournier, dans ses lecons sur la syphilis du cerveau, d'arriver aux mêmes conclusions que notre illustre président : que l'épilepsie jacksonienne, toujours symptomatique d'une lésion corticale, quelle que soit la nature de cette lésion, se présente avec des phénomènes identiques et assez caractérisés pour mériter cette épithète particulière et constituer, pour ainsi dire, une affection à part.

NOTIONS PRÉLIMINAIRES.

Avant d'entrer dans aucune description, nous croyons utile de rappeler succintement les centres actuellement connus tenant sous leur dépendance les mouvements de certaines régions. Cela nous évitera de nombreuses redites, et nous permettra en même temps une plus rapide interprétation des faits. Nous examinerons aussi ce qu'il convient d'entendre par ces phénomènes désignés sous le nom de prodromes rapprochés ou auras, et nous pourrons ensuite aborder l'étude de l'épilepsie jacksonienne avec laquelle ces deux questions ont de si intimes rapports.

Des centres moteurs. — Il est impossible de raconter en détail les expériences de Fritsch et Hitzig ni celles de M. Ferrier qui, chez le singe, dissocie les mouvements de pronation, de préhension, de flexion dans le membre supérieur, en électrisant des points différents. Nous citerons seulement les résultats de ces expériences que l'on trouve si bien résumées dans la thèse devenue classique de M. le Dr Lépine, agrégé de la Faculté de Paris.

Le centre de la faculté du langage a son siège dans la 3e circonvolution frontale et alentour, surtout la gauche (circonvolution de Broca).

Les centres pour les mouvements des membres supérieurs et inférieurs du côté opposé occupent la circonvolution pariétale ascendante dans ses deux tiers supérieurs, les plus rapprochés du sillon interhémisphérique; le membre supérieur seul paraît avoir aussi en partie son centre dans le tiers supérieur de la circonvolution frontale ascendante.

Le centre pour les mouvements de la tête et du cou réside sur la première circonvolution frontale (celle qui longe parallèlement la scissure interhémisphérique) et à la partie postérieure, c'est-à-dire près de la frontale ascendante.

Le centre pour les mouvements de la face et des paupières est sur la 2e circonvolution frontale, en arrière.

Le centre pour les mouvements des mâchoires, des lèvres et de la langue a été trouvé dans la 3e circonvolution frontale (celle qui est le plus rapprochée de la scissure de Sylvius), à sa partie postérieure.

Enfin en arrière, dans un point particulier du lobe pariétal (pli courbe) il y aurait un centre pour les globes oculaires.

Nous voyons que tous ces centres, sauf celui des globes oculaires, sont situés autour du sillon de Rolando et que, notamment ceux des membres, en occupent la partie la plus élevée, celui du membre inférieur en arrière de celui du membre supérieur. Cette position nous donne déjà une certaine explication de la fréquence plus grande des troubles observés dans les mouvements des membres, surtout des membres supérieurs. Samt en donne une autre : il fait remarquer avec juste raison que, ces territoires étant inégalement excitables, une légion n'agira pas sur eux en raison directe de sa proximité, et qu'elle pourra aller exciter un centre même éloigné.

Ces centres, en raison de l'entrecroisement des faisceaux dans le bulbe, exercent chacun leur action sur un groupe de muscles de l'autre coté du corps. Seuls les centres des groupes musculaires des lèvres et de la langue sont unis, au point de vue fonctionnel, d'une manière si intime avec ceux de l'autre coté, que l'excitation unilatérale provoque des contractions des deux còtés (Carville et Duret). Sur la région faciale supérieure, l'action de l'hémisphère du côté correspondant est moins nette, mais cependant réelle (Carville et Duret). Quant aux mouvements des membres, il n'y a pas de suppléance d'un hémisphère par l'autre ; mais, d'après ces expérimentateurs habiles, la portion voisine supplée le centre absent. Ceci n'est pas actuellement complètement démontré.

Ajoutons que le lobe occipital est là terminaison des fibres sensitives et sensorielles, et que là partie postérieure du pied de la couronne rayonnante (partie supérieure de la capsule interne, au moment où elle s'épanouit en éventail, en formant ce que les anatomistes appellent le grand soleil de Reil), constitue le faisceau commun de toutes les fibres sensitives et sensorielles au moment où elles vont se recourber pour pénétrer dans le lobe occipital. Une lésion quelconque siégeant à ce niveau, pourvu qu'elle interrompe le fonctionnement de ces fibres, produira donc une anesthésie qui aura pour caractère d'être unilatérale et de porter à la fois sur toutes les espèces de sensibilité. La sensibilité cutanée, dans ses divers modes, sera diminuée ou abolie sur la moitié opposée du corps, face comprise (anesthésie dimidiée) et les sensibilités spéciales offriront une altération parallèle. C'est le résultat des belles recherches de M. le professeur Charcot.

Et maintenant si nous voyons les attaques envahir le membre supérieur avant l'inférieur, nous trouvons l'explication du fait dans l'anatomie pathologique corticale. Que si les autopsies ne permettent pas d'affirmer qu'il en est toujours ainsi, la clinique, par la constance et la régularité des symptômes, autorise pleinement cette interprétation.

Il est assez naturel, par la même raison, que la face se trouve prise en même temps que les membres : Car les trois points moteurs du bras, de la jambe et de la face sont trop rapprochés pour que la lésion intéresse l'un d'eux à l'exception des autres.

Il peut en être autrement, et on voit que cela dépend de l'étendue de la lésion. De même, en matière corticale, la symétrie sera d'une rareté excessive.

Et ceci posé, il ne sera plus nécessaire, pour expliquer les faits, d'invoquer une action de voisinage, ni d'admettre que la lésion superficielle agit en influençant les centres ganglionnaires.

Lorsque nous rencontrerons un trouble dans les mouvements, nous pourrons toujours déterminer le point limité de l'encéphale qui sera le siège de l'excitation.

Des prodromes rapprochés ou auras. — Les phénomènes prodromiques immédiats sont très complexes et peuvent se produire dans le domaine des différents nerfs : sensitifs, moteurs, vaso-moteurs ou sensoriels.

Dans le premier cas le sujet éprouve des sensations variées partant de l'extrémité d'un membre ou d'une autre partie du corps, et gagnant de là les centres et la tête.

Dans les auras vaso-motrices, le début peut être une sensation subite de froid qui, partie d'un point de la périphérie cutanée, se généralise avec des frissons ; les parties sont pâles et sensiblement froides. D'autres fois, au contraire, il y a des rougeurs disséminées sur les divers points du corps. Tout à côté viennent se placer les auras par phénomènes sécrétoires (hypersécrétion lacrymale, sudorale ou salivaire).

Dans l'aura sensorielle apparaissent toutes les hallucinations de la vue, de l'ouïe et de l'odorat.

Lorsque les nerfs moteurs sont en jeu, on note des convulsions légères, du tremblement, des palpitations musculaires, des secousses, soubresauts de tendons, crampes douloureuses (tous ces phénomènes restant très limités), des contractures des membres ou plus rarement de la face. Quelquefois les viscères sont en jeu (cœur ou estomac). Dans cette catégorie on peut encore placer les impulsions en avant, en arrière ou gyratoire, qu'éprouvent certains épileptiques, bien qu'on ait considéré ces dernières comme des auras psychiques.

La durée de ces auras, qui du reste s'associent souvent, est très variable : quelquefois nulle, elle peut être de plusieurs heures. En moyenne elle est d'une demi-minute à cinq minutes. Elles peuvent exister seules, l'attaque faisant défaut, comme l'attaque peut fort bien se produire sans prodromes.

Un fait à noter, c'est que pouvant varier à l'infini chez

différents malades, l'aura est, règle générale, toujours la même pour le même individu.

Nous avons la ferme couviction qu'avec les progrès de l'étude sur les localisatious cérébrales, tous ces phénomènes rentreront tôt ou tard dans le même cas : mais pour le moment ceux qui se passent dans le domaine des nerfs moteurs doivent seulement nous intéresser. Que représentent-ils ? Devons-nous les considérer comme des prodromes purement fortuits, apparaissant sans raison appréciable et ne constituant qu'un épiphénomène annonçant l'arrivée prochaine d'une attaque ? Nos connaissances sur les centres moteurs nous permettent de les interpréter autrement.

Déjà les cliniciens avaient été frappés de cette constance dans les manifestations identiques des phénomènes prodromiques. Nous voyons M. Foville, dans un traité des névroses, appuyer sur le rapport entre des symptômes toujours les mêmes avec une même lésion.

L'aura, dit Axenfeld, n'est et ne peut être dans la plupart des cas, que l'expression d'un travail morbide central, cérébral ; elle est le symptôme et non le prodrome réel d'une souffrance encéphalique perçue comme si elle avait lieu à la périphérie nerveuse. Ailleurs il ajoute : « En éalité les auras périphériques ne sont que l'écho lointain d'un état pathologique des centres nerveux ; loin d'envisager ces sensations comme le point de départ de l'attaque épileptique, il faut n'y voir que le commencement même de l'attaque. »

C'est l'idée qui faisait émettre à Jackson sa théorie sur l'aboutissement et le point de départ des nerfs, et qui servait de base à ses recherches.

Comment expliquer en effet par la théorie de l'action réflexe ces cas dans lesquels les convulsions n'envahissent qu'un groupe de muscles, que la face, un membre ou une moitié du corps ? Ces convulsions partielles ou dissociations convulsives, qui s'observent souvent, fournissent la preuve que l'excitation porte, non plus sur une zone entière, mais sur des points très limités de l'encéphale. La substance corticale, contenant les centres des mouvements, pourra seule, sous l'influence d'excitations limitées, dissocier ces mouvements. Et c'est ce que dit M. Charcot, en parlant des paralysies isolées consécutives aux hémiplégies. « Ces paralysies isolées sont caractéristiques d'une lésion corticale, parce que la substance corticale est seule susceptible de dissocier les mouvements. » Et nous pouvons appliquer les mêmes paroles aux épilepsies corticales, en mettant en parallèle les convulsions et les paralysies. On trouve la même association et la même dissociation ; et il n'y a rien qui nous surprenne : paralysies et convulsions ne sauraient marcher dans leur groupement d'une manière différente, les unes et les autres étant liées au groupement ou à la dissociation des lésions. Aussi nous voyons les paralysies ou les convulsions apparaître fractionnées et partielles à l'infini, la dissociation symptomatique pouvant aller aussi loin que la dissociation anatomique.

Et à ce point de vue, la clinique devra, des caractères cardinaux des troubles épileptiques, tirer des indices non seulement touchant l'espèce et le siège, mais encore touchant l'intensité des lésions qui leur donnent naissance. Les contractures prennent une valeur diagnostique plus grande, en ce sens qu'elles permettent dans la généralité des cas d'annoncer un travail d'irritation, les convulsions cloniques assortissant plutôt à l'excitation fonctionnelle.

Or, dans une attaque d'épilepsie partielle débutant par des convulsions limitées à un groupe de muscles, nous trouverons toujours l'aura identique à elle-même, ayant une marche parfaitement caractérisée qui, d'après nos connaissances sur les centres moteurs, nous dénotera une excitation de ces centres en un point déterminé de la substance corticale. Ces convulsions auront parfaitement leur raison d'être, et apparaîtront toutes les fois que le même centre sera altéré. Cette aura ne sera donc pas un prodrome, mais le fait même de l'excitation d'un centre moteur, c'est-à-dire l'attaque aboutissant ou non à la perte de connaissance.

Plus délicates, dit M. Landouzy, sont les dissociations qui nous sont révélées par les malades lorsqu'ils accusent des sensations périphériques subjectives ou objectives, variables à l'infini. Les « tiraillements de nerfs, les bouillonnements, les palpitements », les crampes qui préludent aux convulsions limitées ou généralisées au même titre que les fourmillements perçus dans les membres en imminence de paralysie, paraissent être en effet rien autre chose que des modes d'étroites localisations. Ces sensations témoignent de lésions portant sur l'extrémité centrale d'un faisceau nerveux, lésion aboutissant à une excitation, laquelle se produit par des signes subjectifs ou objectifs. Ce sont là de véritables auras qui ne sont pas plus cause des troubles convulsifs que des troubles paralytiques : elles sont uniquement la preuve et la première manifestation d'une excitation limitée.

Il ajoute ensuite : si l'aura, incitation centrale devenant périphérique en suivant exactement le trajet d'un nerf, décèle et localise une excitation ou une irritation encéphalique, on comprend aussi qu'une excitation périphérique puisse apporter dans l'encéphale, dans les points mêmes d'origine des nerfs, des modifications qui sollicitent leur activité. Ainsi pourront s'expliquer en partie les convulsions intermittentes observées dans le cas de lésions permanentes. Le répit symptomatique n'a-t-il pas sa raison d'être dans des alternatives de poussées congestives ou inflammatoires (Brown-Séquard), soit dans les modifications directes qui susciteraient brusquement dans les éléments anatomiques des incitations centripètes (Vulpian).

Les auras témoignent des incitations cérébrales.

Il n'est pas nécessaire que le nerf excité appartienne en propre à la région corticale malade : une excitation apportée dans une région voisine pourra mettre en jeu l'excitabilité anormale de l'encéphale. On interprètera de cette façon les faits assez communs dans lesquels on voit des convulsions éclater dans la face, au moment où l'on donne à boire à un enfant, ou envahir les membres au moment où l'on explore leur motilité.

Et, dans le même ordre d'idées, on comprend l'influence, pour arrêter ou guérir les attaques d'épilepsie totales ou partielles, d'une constriction énergique (Odier, Jackson, Brown-Séquard, Charcot, Hardy) ou de vésicatoires (Bravais).

Ces modifications, capables de provoquer ou d'enrayer une attaque convulsive, se produiront dans les cas seuls où les troubles moteurs dépendent d'une excitation fonctionnelle, car les moyens ordinaires pour combattre des convulsions cloniques seront impuissants contre les contractures et les paralysies qui témoignent, les premières d'une irritation nutritive, les secondes d'un anéantissement de fonctions par altération profonde de l'organe. Ce qui semble bien prouver que les choses se passent ainsi, c'est la succession même des troubles moteurs ; la scène pathologique s'ouvrant par des convulsions cloniques, continuant par des contractures pour aboutir à des paralysies, lesquelles envahissent exactement les parties convulsées ou contracturées.

En somme, nous le répétons, l'aura, qu'elle existe sous forme de convulsions simples ou de convulsions accompagnées de contractures et suivies de paralysies, représente un symptôme constant et caractéristique d'une lésion corticale. Dans l'épilepsie partielle elle constitue l'attaque elle-même, attaque qui se présente toujours avec un ensemble de phénomènes identiques, quelle que soit la cause qui puisse l'engendrer. C'est ce que nous avons l'intention de montrer dans notre travail. Aussi, après certaines considérations sur l'épilepsie jacksonnienne en général, nous passerons en revue quelques observations où cette épilepsie se trouve être produite par un traumatisme, la syphilis, une méningo-encéphalite ou diverses tumeurs, et nous verrons que partout les phénomènes convulsifs apparaissent avec les mêmes caractères, dès le moment que la même portion de substance corticale se trouve lésée. La nature des lésions est secondaire, leur siège est tout.

DE L'ÉPILEPSIE JACKSONIENNE EN GÉNÉRAL

Définition. — L'épilepsie jacksonienne ne comporte pas d'autre définition que l'épilepsie partielle, et on peut dire que l'on désigne sous ce nom une forme d'épilepsie dans laquelle les convulsions sont limitées d'ordinaire à une moitié du corps ou même circonscrite à une des régions du corps, par exemple à une moitié de la face, à un bras, à une jambe. Dans le premier cas, elle prend le nom d'épilepsie hémiplégique ou latéralisée; dans le second, celui d'épilepsie monoplégique ou circonscrite.

Historique. — Nous avons vu dans l'introduction que les auteurs les plus anciens avaient relevé des faits où les attaques d'épilepsie restaient limitées à une moitié du corps ; mais la première description de cette forme spéciale est due à Bravais qui, dans sa thèse de Paris, en 1827, nous retrace un tableau complet de l'épilepsie hémiplégique. Il décrit parfaitement les attaques débutant par la face, par le membre supérieur, par le membre inférieur, et se généralisant à tout le même côté. Il appelle l'attention sur quelques cas où les convulsions sont beaucoup plus dissociées, et les rattache à une altération des centres nerveux ; mais il n'explique ni l'épilepsie monoplégique, ni même l'épilepsie hémiplégique ; et, en voyant intervenir certaines manifestations particulières de l'âme, on comprend que l'étude des localisations cérébrales n'était pas encore soupçonnée.

Jackson n'a peut-être pas ajouté grand chose à la description de Bravais ; mais il a le mérite indéniable de l'explication. Avec le médecin français, l'épilepsie partielle restait une forme de la grande névrose ; avec Jackson elle sort de cette classe pour constituer une affection dans laquelle les phénomènes nerveux sont rapportés à leur véritable cause, une altération quelconque des centres moteurs.

Depuis lors, les découvertes sur les localisations cérébrales, en confirmant les théories du célèbre médecin anglais, ont permis de rattacher à cette affection bon nombre de faits encore douteux, et lui ont donné une extension qui paraît devoir augmenter tous les jours. C'est du moins l'idée qui se présente à l'esprit en lisant les ouvrages de M. Charcot et de M. Fournier, et les faits rapportés dans les divers journaux de médecine français, anglais et allemands.

Au point de vue bibliographique nous citerons :

La thèse du Dr Bravais sur l'épilepsie hémiplégique (Paris, 1827, n° 118).

Les articles du Dr Jackson, dans « *Medical Times*, and. Gaz., 1861 à 1865. — *London hospital Reports*, 1865. — *Medical miror*, 1869. — *The Lancet*. — *West riding lunatic azylum Reports*. Vol. III, IV, V.

Les Leçons de M. le professeur Charcot sur les maladies du système nerveux, t. II.

Les Leçons de M. le professeur Fournier sur la syphilis du cerveau.

Les articles de M. le Dr Bourneville dans « *Bulletin de la Société anatomique*, juillet 1876. — *Gazette médi-*

cale, 1876. — *L'Iconographie photographique de la Salpêtrière*, 1878. — *Le Progrès médical*, 1878 et 1879

La thèse de M. le Dr Landouzy, agrégé de la Faculté, sur les convulsions et paralysies liées aux lésions de la méningo- encephalite fronto-pariétale, Paris, 1876.

Et tous les ouvrages qui ont trait aux localisations cérébrales.

Division et symptômes. — Outre la division en hémiplégique ou latéralisée et monoplégique ou circonscrite, Bravais et Jackson considèrent dans l'hémiplégie partielle trois formes particulières que Jackson appelle les trois types principaux :

1° L'épilepsie dans laquelle les convulsions débutent par la face ;

2° Celle dans laquelle les convulsions se manifestent d'abord au membre snpérieur ;

3° Enfin celle où le membre inférieur est primitivement atteint.

Bravais en ajoute deux autres sur lesquelles il n'appuie pas : celles dans lesquelles les premières manifestations partent d'un viscère ou d'un nerf périphérique. Nous avons vu ce qu'on peut en penser en parlant de l'aura.

Il est évident qne devant un tableau clinique cette division a beaucoup d'attrait, bien que souvent, et nous savons pourquoi, les convulsions de la face ou du membre inférieur existent en même temps que celles du membre supérieur ! Mais à part le siège, elle n'indique rien sur l'intensité de la lésion ; et, comme l'a si bien tait sentir M. Landouzy, d'après les phénomènes de l'aura, on doit tirer des indices touchant l'intensité des lésions. Aussi les trois variétés de M. Charcot nous paraîtraient plus rationnelles. Le savant professeur considère dans l'épilepsie partielle : la forme hémiplégique ou convulsive, la forme tonique ou avec contracture et la forme vibratoire.

D'après les expériences de M. Ferrier, nous établirions volontiers la division en épilepsie jacksonienne clonique, tonique et parétique. Il ressort en effet de ces expériences que l'excitation simple d'un centre moteur donne naissance à des phénomènes convulsifs ; si l'excitation, devenant un peu plus forte, constitue l'irritation cérébrale, ce sont des phénomènes toniques ou contractures qui se manifestent ; enfin si la même action, augmentant d'intensité, arrive à altérer la portion de substance sur laquelle elle agit, cette substance perd inévitablement ses propriétés normales, et les mouvements n'ont plus lieu. Suivant la plus ou moins grande étendue de l'altération, la paralysie sera plus ou moins complète. Bien que le dernier mot ne soit pas dit là-dessus, nous verrons plus loin M. Landouzy tenir un langage à peu près analogue, et nous croyons que d'après ces symptômes on peut déterminer *a priori* si la lésion excite, irrite ou détruit la portion de substance corticale affectée.

Quoi qu'il en soit, nous ne nous arrêterons pas à ces divisions. Notre but étant tout simplement de montrer que l'épilepsie jacksonnienne, dans chacune de ses formes, est une, quelle que soit la nature de la lésion qui l'engendre, nous l'étudierons séparément au point de vue de ses causes, et nous verrons que toutes les descriptions se rapportent a un type unique.

Les convulsions épileptiformes, dit Jackson (in West

riding lunatic azylum Reports), se rencontrent surtout dans les cas de tumeurs et lorsque les lésions, de nature diverse (épanchements sanguins), existent dans les méninges. Il existe trois formes d'épilepsie partielle : l'une commence par la face, l'autre par le membre supérieur et particulièrement par le pouce et l'index, la dernière par le membre inférieur et surtout par le gros orteil. Pendant un temps variable, les attaques sont constituées par des convulsions bornées à l'une des trois régions précédentes. Au début de chacune d'elles et pendant un temps plus ou moins long, l'intelligence reste nette : le malade assiste en pleine connaissance à ces convulsions qu'il est dans l'impossibilité de maîtriser, puis survient la perte de connaissance qui termine la période convulsive. Si la maladie continue son cours, si elle n'est pas enrayée par un traitement convenable, les convulsions dans les attaques subséquentes, ne restent plus localisées dans les régions qu'elles avaient seules atteintes dès le début ; on a alors la convulsion épileptiforme générale avec prédominance d'un côté du corps. La convulsibilité, primitivement circonscrite à un certain territoire moteur de l'écorce, gagne les autres par extension.

Il dit ailleurs (in Trans. of the St-Andrews medical graduates Association, 1870, t. III), et dans tout cela d'accord avec Bravais et M. Charcot : « C'est par l'un des membres supérieurs ou par un côté de la face que s'opère le début des accidents convulsifs dans la grande majorité des cas d'épilepsie partielle, qu'elle qu'en soit l'origine. L'envahissement commençant par un membre inférieur est, dans l'espèce, un fait plus rare, quoique s'observant quelquefois. Lorsque les convulsions, débutant par le membre supérieur, tendent à se généraliser, elles n'envahissent le membre inférieur qu'après avoir au préalable gagné la face. Si au contraire il s'agit d'un cas où la face est affectée tout d'abord, c'est après elle le tour du membre supérieur, et en dernier lieu celui du membre inférieur. Si enfin, comme cela peut se présenter, les convulsions attaquent premièrement le membre inférieur, elles se répandent successivement sur le membre supérieur d'abord, puis sur la face. Cet ordre paraît n'être presque jamais interverti; fait non seulement curieux, mais propre encore, on le comprend, à éclairer diverses questions appartenant au domaine de la physiologie pathologique. »

Ce que nous avons dit au début sur les centres moteurs nous permet de saisir cet enchaînement sans de plus amples explications.

Un exemple en ce moment mettrait naturellement sous les yeux les symptômes de l'épilepsie jacksonienne, mais puisque ce n'est pas l'ordre adopté, nous les énumérerons rapidement et on pourra les rapporter aux observations. Nous examinerons les troubles observés avant, pendant et après l'attaque, et les troubles intercalaires.

Au début, étant laissés de côté tous les phénomènes qui peuvent se rapporter aux diverses maladies capables de déterminer une lésion quelconque de la substance corticale, on remarque généralement un certain changement dans le caractère : l'aptitude aux travaux de l'esprit devient moindre, l'intelligence faiblit, quoique nette, et le malade, dans une vague inquiétude, commence à accuser une céphalalgie qui, ainsi que le fait remarquer M. le professeur Charcot, occupe un espace circonscrit sur la région fronto-pariétale. Cette céphalalgie éclate sur le côté opposé à celui qui sera plus tard le siège des convulsions, et en un point particulièrement au niveau des circonvolutions qui bordent le sillon de Rolando (pariétale et frontale ascendante), seule région de l'écorce cérébrale dont l'irritation peut déterminer, sur le côté opposé du corps, la production des phénomènes d'épilepsie partielle.

Dans ses leçons sur l'épilepsie partielle syphilitique, M. Charcot appuie considérablement sur cette céphalalgie qu'il considère non pas comme une manifestation particulière de la syphilis, mais comme la conséquence forcée d'une lésion intéressant de près ou de loin la substance cérébrale. On la voit rarement manquer, et si elle s'irradie parfois jusqu'aux lobes occipitaux, le maximum d'intensité reste limité au point que nous avons indiqué.

Cet état persiste un temps variable, quelquefois fort long; et, à un moment donné, surviennent brusquement des secousses convulsives dans un des groupes musculaires faisant partie des régions annoncées comme constituant les trois formes de Jackson.

Nous avons dit « brusquement », bien que l'auteur anglais rapporte quelques faits où l'attaque était précédée de certains troubles sensoriels. Outre que ces phénomènes sont très rares dans l'épilepsie qui nous occupe, ils rentrent dans le domaine de l'aura, et nous savons à quoi nous en tenir.

Par conséquent, les convulsions sont les premières manifestations qui, en poussant le malade à recourir aux ressources de l'art, mettront sur la voie du diagnostic. Nous avons vu ce qu'en dit Jackson et nous n'y reviendrons pas ; mais il est bon de faire quelques remarques.

Les convulsions sont ordinairement de l'ordre clonique, surtout lorsque leur apparition est éloignée de l'époque probable de la lésion. Dans ce cas principalement, elles sont presque toujours limitées à une extrémité, le pouce et l'index ou le gros orteil. Ces parties sont le siège de mouvements de flexion et d'extension réciproques. Lorsque la face est en jeu, les mouvements ressembleraient assez à ceux du tic convulsif. D'après Jackson, les joues, la bouche et la langue seraient les premières portions atteintes, les ailes du nez et les paupières ne seraient prises qu'après. On voit que les convulsions embrassent à peu près tous les muscles innervés par le facial. Aussi la figure devient grimaçante, la parole difficile ou impossible et la langue peut être mordue; comme l'a fait remarquer Bravais. Il peut y avoir également rotation de la tête et déviation conjuguée des yeux. C'est ordinairement avec les convulsions de la face ou avec les convulsions et raideurs d'un seul côté de la face et d'un membre que se présentent les troubles moteurs de la troisième paire (mouvements convulsifs des yeux, contraction des pupilles, resserrement des paupières).

Dans ces conditions, les convulsions qui durent de quelques secondes à quelques minutes, constituent toute l'attaque, et le malade revient à l'état qui existait avant; seulement la céphalalgie a très probablement augmenté.

Une attaque nouvelle aura lieu dans un temps plus ou moins éloigné, et de deux choses l'une, ou elle sera telle qu'a été la première, ou, ce qui est plus commun, elle envahira de nouveaux groupes musculaires, en suivant l'ordre indiqué par Jackson.

A partir de ce moment, les attaques se rapprocheront de plus en plus, s'étendront davantage et finiront par occuper tout le même côté du corps. En même temps, la céphalalgie sera devenue insupportable, le caractère considérablement changé, sombre et morose, l'intelligence paresseuse, et le côté affecté diminuera de force en même temps que d'embonpoint. Quelques troubles peuvent survenir du côté de la vue, mais ce n'est pas la règle. Enfin, pour terminer la scène, dans une nouvelle attaque, lorsque les mouvements cloniques auront envahi tout un côté du corps, ou les groupes habituels si l'épilepsie reste circonscrite, que la tête elle-même sera penchée et inclinée du côté correspondant, alors que les convulsions se propageront au côté opposé, le malade perdra connaissance. L'attaque d'épilepsie sera complète et se rapporte à l'épilepsie ordinaire. Nous ferons seulement remarquer que très souvent on constate l'absence de cri initial, l'absence d'écume à la bouche et l'absence de la flexion forcée du pouce.

Il va sans dire qu'on peut rencontrer là, comme partout ailleurs, toute sorte de complications; et on a noté quelquefois des troubles dans la sensibilité générale et spéciale; la physiologie nous en donnera les explications.

Ce que nous venons de dire se rapporte à la forme clonique, alors que la maladie se présente avec une marche lente et progressive. Cela dénote ordinairement une lésion légère dont l'influence ne se fait sentir qu'avec une extrême lenteur. Elle peut, à la longue, déterminer une altération de la substance cérébrale et par suite une paralysie plus ou moins étendue. Mais les choses ne se passent pas toujours ainsi. Bien que ces paralysies, passagères ou durables, aient été observées par Bravais et Jackson, elles surviennent de préférence lorsque les attaques son d'emblée plus fixes et plus fortes et surtout lorsqu'elles revêtent un caractère tonique. On peut s'en rendre compte en lisant les observations de M. Landouzy, et cela se rapporte pleinement à ce que nous disions plus haut.

Dans ces circonstances, l'attaque, toujours sous une des formes de Jackson, a lieu dans un temps beaucoup plus rapproché de l'époque présumable de la lésion ; certains groupes musculaires sont le siège de convulsions, mais d'autres sont atteints de contracture ; la perte de connaissance survient beaucoup plus tôt, quelquefois même à la première attaque ; les troubles généraux sont plus accentués, et après l'attaque, le côté affecté reste paralysé pendant un temps plus ou moins long. Suivant l'intensité de la lésion, l'hémiplégie permanente et indélébile peut survenir.

Naturellement, dans le cours de la maladie, les attaques, tout en revêtant un type commun, ne se présentent pas avec la même violence. Le malade peut fort bien avoir perdu connaissance une fois, et, dans une ou plusieurs attaques ultérieures tout se bornera aux convulsions qu même ne se généraliseront pas. On a remarqué également que, lorsqu'une parésie ou hémiplégie passagère avait succédé à une attaque, les convulsions revenaient lorsque le malade voulait exécuter un mouvement volontaire ou lorsqu'on explorait ces régions. Nous avons vu l'interprétation de ces faits dans les paroles de M. Landouzy rapportées aux notions préliminaires.

Examinons maintenant d'une manière générale les questions physiologiques que nous pouvons invoquer à l'appui de cette description.

Anatomie et physiologie pathologiques. — L'épilepsie jacksonienne n'étant qu'une affection symptomatique, les lésions que les autopsies dévoilent sont bien plutôt la cause que la conséquence des troubles observés, et leur place se trouve naturellement à l'article Étiologie.

A propos dè l'épilesie partielle syphilitique, nous lisons dans l'ouvrage de M. Charcot : « Tant que l'épilepsie partielle syphilitique n'est pas invétérée, tant que les accès qui la constituent cliniquement restent séparés par des intervalles libres de tout symptôme permanent, la substance grise cérébrale, au contact de la pie-mère altérée, n'a subi encore, tout porte à le croire, que des lésions du genre de celles qu'on a quelquefois appelées dynamiques (lésions transitoires et non désorganisatrices). Il se produirait en pareil cas, suivant H. Jackson, dans la substance nerveuse, en conséquence d'un processus irritatif déterminé par voisinage, une sorte d'emmagasinement, d'accumulation de force dont la dépense se ferait de temps à autre sous l'influence des causes les plus banales et souvent inaperçues, par une sorte d'explosion, d'actes moteurs désordonnés, convulsifs, portant sur le côté du corps opposé au siège de la lésion méningée. La décharge serait suivie d'un épuisement momentané dont la traduction clinique est la paralysie temporaire avec flaccidité qui s'observe en réalité très fréquemment à la suite des accès d'épilepsie partielle, dans les parties mêmes qui ont été le siège principal des convulsions.

Si ce n'est pas là, à proprement parler, une théorie régulière, c'est tout au moins une manière ingénieuse de grouper les faits.

A la longue, par suite de la répétition de ces actes, ou

par le fait de l'extension progressive des lésions méningées à la substance nerveuse, celle-ci s'altère à son tour profondément. Alors, en même temps que se produisent les dégénérations secondaires descendantes, la paralysie consécutive peut persister.

La seconde manière de voir se rapporte quelque peu à ce que nous disions plus haut ; selon que l'on observe des convulsions, de la contracture ou de la paralysie, la substance corticale est excitée, irritée ou détruite.

M. Landouzy, dans la thèse qui a été pour nous une source inépuisable de matériaux, consacre un article spécial à la physiologie pathologique des convulsions partielles consécutives aux lésions de la méningo-encéphalite ; comme cette question fait partie de notre étude, nous ne saurions mieux faire que de la rapporter ici en entier.

Etant donnée l'excitabilité corticale, étant admise l'attribution fonctionnelle des circonvolutions, étant connues les lésions relevées dans les observations, lésions identiques comme siège, variables de nature et d'intensité, par quel procédé instrumental est mise en jeu ou supprimée l'excitabilité des régions motrices pour aboutir aux convulsions ou aux paralysies partielles ?

Cette excitabilité est provoquée directement sur place ; tout l'indique, depuis les expérimentations qui reproduisent à volonté, étendus ou limités, les troubles moteurs observés en pathologie, jusqu'à la circonscription des convulsions, étroite ou étendue, suivant l'envahissement des lésions.

Mais si la constatation d'un symptôme isolé conduit à l'idée d'une excitation limitée, rendue possible par ce fait anatomique que tout nerf aboutit aux circonvolutions

(Meynert, Jackson), comment s'engendrent les excitations? Quel est l'intermédiaire entre une tumeur, entre la méningo-encéphalite tuberculeuse, entre les lésions des ramollissements superficiels, des apoplexies capillaires, etc. et le trouble fonctionnel ?

A l'état physiologique les manifestations motrices ou sensitives ont leur raison d'être dans l'activité fonctionnelle des centres nerveux, laquelle est entretenue par la nutrition normale de leurs éléments. Cette activité nerveuse, comme l'activité musculaire, peut être mise en jeu soit directement, soit par les modifications circulatoires.

Certes on peut admettre que des granulations, des exsudats, une tumeur, une esquille osseuse, en rapport avec des circonvolutions, éveillent mécaniquement, par action de contact, l'activité cérébrale, comme le font les électrodes dans les expériences ; mais dans ces cas même ne pourrait-on pas invoquer un intermédiaire entre l'agent matériel et les territoires cellulaires ?

Il se peut que les excitations en apparence les plus immédiates n'agissent qu'au travers de modifications de circulation comme tendent à le démontrer les expériences de Ferrier.

D'après le physiologiste anglais, l'activité physiologique du cerveau, comme celles des autres parties du corps, s'accompagne d'un afflux plus grand du liquide sanguin ; l'excitation électrique développe, en un point ou dans toute l'étendue des hémisphères cérébraux, cette hyperhémie physiologique qu'on rencontre dans tous les organes en activité.

C'est donc la circulation fonctionnelle qui met en œuvre l'activité des centres nerveux.

C'est dans les variations de l'hyperhémie fonctionnelle qu'on doit chercher la cause instrumentale des convulsions.

Quoiqu'elle n'explique pas tout, la congestion tient donc une grande place dans certains phénomènes convulsifs. La brusquerie du début, la diffusion des symptômes, sa cessation rapide indiquent qu'il y a excitation fonctionnelle et que celle-ci a porté et s'est diffusée d'une façon égale sur tout l'organe.

Les convulsions des méningo-encéphalites, des ramollissements, moins soudaines, annoncées par des fourmillements, par des tremblements des extrémités, incomplètes et partielles, puis complètes et extensives, laissent après elles soit de la contracture soit des paralysies qui témoignent d'une action moins étendue en surface, mais plus profonde, plus intense et plus fixe. Ces convulsions, vraiment symptomatiques de lésions encéphaliques, relèvent soit de congestions limitées, soit d'anémies circonscrites, soit enfin d'altérations inflammatoires ou nécrobiotiques.

La similitude entre la symptomatologie de la congestion et de l'anémie s'explique si l'on songe que ni l'une ni l'autre n'apporte aux éléments nerveux une nutrition complète et normale.

Ces troubles circulatoires des centres, auxquels nous croyons pouvoir demander raison des troubles moteurs, sont directs (thrombose, affaissement artériel), ou réflexes (action vaso-motrice); mais le principal rôle semble appartenir aux troubles directs histochimiques des éléments anatomiques ou mécaniques des territoires vasculaires (Vulpian).

Suivant que la thrombose sera complète ou incomplète, fixe ou passagère, suivant que l'œdème collatéral sera intense ou léger, suivant que des voies anastomotiques s'ouvriront ou feront défaut, apparaîtront des troubles convulsifs, parétiques ou paralytiques, incomplets ou absolus, fugaces ou permanents, intenses ou légers, progressifs où rétrogrades.

L'expérimentation fournit sur ce sujet des renseignement précieux : elle apprend qu'en général, au moment où se produit l'ictus embolique, surviennent des convulsions; celles-ci sont bien dues à un trouble apporté dans la nutrition, à une déviation de la fonction et non à la suppression subite et radicale de l'irrigation des centres moteurs, car, dans ce dernier cas, on observerait, avec la suppression de l'organe, celle de la fonction, et on noterait des troubles paralytiques,

Ces expérimentations (Prévost et Cotard. Etudes physiologiques et pathologiques sur le ramollissement cérébral) apprenent encore qu'au trouble ischémique survenu dans un territoire vasculaire succède une fluxion collatérale qui s'établit au pourtour de la partie anémiée. La preuve de ces congestions locales nous est fréquemment fournie dans les autopsies par des foyers d'apoplexie capillaire qu'on trouve d'ordinaire dans les points où les exsudats n'ont pas été assez épais pour que l'apport du sang fût complètement empêché.

De ces congestions ou de cette irritation résulteront, suivant les zones intéressées, tantôt de l'hyperesthésie, tantôt des troubles moteurs.

La perte de mouvement précède la perte de sensibilité parce que l'inflammation, suivant les branches de la sylvienne, gagne les régions pariétales motrices avant de se rendre aux lobes occipitaux. Que si cette propagation n'a pas lieu, la sensibilité reste intacte.

Pour ce qui est des convulsions générales se produisant alors que les lésions parfaitement limitées dans un point de l'encéphale sont là pour attester le lieu même de l'excitation, on peut les expliquer par les expériences de Ferrier qui obtient des mouvements limités ou étendus en augmentant de durée et d'intensité l'excitation électrique portée et maintenue sur un seul point moteur. Et on peut invoquer que les modifications physiques et histologiques des éléments cellulaires du centre irrité gagnent les éléments cellulaires contigus, que l'activité fonctionnelle d'un centre devient un élément d'excitation pour son voisin, que l'excitation se propage par les voies commissurales qui doivent unir entre eux les divers centres pour assurer à l'état normal la synergie de nos mouvements.

Une excitation plus intense et plus prolongée fait succéder des contractures aux convulsions cloniques ; l'irritation des éléments anatomiques ayant remplacé la simple excitation. Voilà pourquoi dans les observations d'épilepsie partielle consécutive à la méningo-encéphalite les contractures l'emportent de beaucoup sur les convulsions cloniques. Là où domine l'excitation fonctionnelle apparaissent les phénomènes cloniques ; là, au contraire, où prévaut l'irritation nutritive domineront les contractures étendues ou bornées suivant l'intensité en surface de la lésion.

A ce compte, les contractures seront encore plus dissociées et plus partielles que les convulsions, parce que l'excitation peut gagner de proche en proche les différents centres moteurs, tandis que l'irritation nutritive se cantonne dans le point où l'enfermaient les lésions. Et encore mieux que les contractures, les troubles paralytiques décéleront l'individualité des zones corticales ; car, selon que la fonction est troublée (parésie) ou définitivement anéantie, on constate, dans les régions fronto-pariétales, les preuves de l'altération ou de la mort même de l'organe. »

Il semble difficile de mieux expliquer ces phénomènes observés dans l'épilepsie jacksonienne : convulsions, contractures, paralysies.

Un point cependant reste sans interprétation : la perte de connaissance ! Hâtons-nous de dire que, malgré tout l'intérêt qu'elle présente, nous n'entrerons pas dans la discussion de cette question si controversée. Mais nous établirons, ce que l'on constate dans chaque observation, que dans l'épilepsie jacksonienne la perte de connaissance ne survient qu'au moment où les convulsions, préalablement limitées dans un même côté, gagnent le côté opposé.

Etiologie. — Toute lésion capable de déterminer l'excitation ou l'irritation d'une portion plus ou moins circonscrite de la substance corticale pourra produire l'épilepsie jacksonienne. On voit par là que cette étude est passablement illimitée. Aussi, nous conformant à l'ordre que nous nous proposons de suivre pour les observations, nous citerons celles qui, selon nous, peuvent être considérées comme les principales, parce qu'elles sont le plus souvent observées :

Les lésions traumatiques du crâne (contusions, bosses sanguines, plaies, fractures) qui peuvent laisser après elles une compression du cerveau, des corps étrangers, des épanchements sanguins, un épaississement des méninges (pachyméningite), une méningo-encéphalite, des abcès..... etc...

Les lésions syphilitiques, surtout celles qui résident dans les enveloppes du cerveau et dans la substance grise (Fournier) : lésions osseuses (ostéite, carie, nécrose, exostose), lésions des méninges, notamment la pachyméningite gommeuse circonscrite avec participation des membranes sous-jacentes (Charcot), lésions du cerveau donnant naissance à une méningo-encéphalite qui se limite ou se généralise et qui est suivie souvent de ramollissement ou d'induration (Faurès), lésions artérielles déterminant un trouble dans la circulation de la substance grise.

Il existe quelques cas d'épilepsie partielle déterminée par des exostoses siégeant sur la table externe des os du crâne (Viard, thèse sur l'épilepsie syphilitique, Paris, 1878); d'après M. Charcot, il faut que les tumeurs, gommes ou exostoses, siègent au niveau des circonvolutions frontale ou pariétale ascendante, ou dans un point très voisin.

Les lésions de la méningo-encéphalite, tuberculeuse ou non, granulations tuberculeuses variables dans leur volume et dans leur nombre, granulations tantôt touchant simplement à la surface des circonvolutions, tantôt y pénétrant et s'entourant d'une zone inflammatoire, noyaux d'apoplexie capillaire variables en surface et en profondeur, exsudats méningés soit purulents lâchement infiltrés dans les membranes, soit fibrino-purulents et établissant de solides adhérences entre la substance grise et les méninges, des foyers de véritable encéphalite, des foyers de ramollissements superficiels.... etc.

Certaines tumeurs : tubercule, cancer, gliôme, sarcome, parasites enkystés, anévrysmes, etc., pouvant, directement ou à distance, exciter ou irriter une portion déterminée de l'encéphale.

A côté de ces causes manifestement déterminantes, il nous serait peut-être permis de faire allusion à certaines épilepsies consécutives aux malformations crâniennes dont parle M. le professeur Lasègue : à l'intoxication mercurielle ou paludéenne, au saturnisme, à l'alcoolisme et à la paralysie générale ; mais n'ayant pas pu recueillir des observations d'épilepsie partielle dans lesquelles cette influence était parfaitement démontrée, nous nous contenterons d'indiquer ces causes comme pouvant donner lieu à de nouvelles considérations.

DE L'EPILEPSIE JACKSONIENNE TRAUMATIQUE.

Quoique bien moins fréquemment que les autres causes, les lésions traumatiques peuvent finir par déterminer une épilepsie jacksonienne, comme le faisaient concevoir les expériences. En effet l'électrisation de l'écorce cérébrale entraîne des crises épileptiformes, et Westphal a montré qu'on peut rendre les cochons d'Inde épileptiques par une série de petits coups sur la tête.

Chez un épileptique de Bicêtre, l'affection était déterminée par le séjour prolongé d'un morceau de verre sous le cuir chevelu de la région temporale droite. Voisin cite un exemple de la maladie développée après une fracture grave de l'occiput, à deux ans et demi. Nothnagel a vu un fait analogue après une chute sur la tête d'une hauteur de 12 pieds, à 8 ans.

Nous rapporterons un fait publié par Berhnard (in Archiv. für Psychiatrie), une observation prise dans le service de M. le professeur Hardy, et deux cas que nous avons observés nous-même, mais dont il n'existe pas d'autopsie.

Observation I.

Abcès de la couche corticale du cerveau (Berhnardt, Archiv. fur Psychiatrie).

Coups de feu du côté droit de la tête, 10 décembre 1870, n'intéressant que les téguments. Un mois après les dimensions de la plaie s'étaient considérablement accrues : 0,07 c. de longueur sur 0,06 c. de largeur.

Le 2 février 1871, l'extrémité inférieure de la plaie est distante de 0,05 c. du conduit auditif externe du côté droit, son bord supérieur en est éloigné de 0,11 c. Au centre de la plaie l'os est à nu sur une surface ayant 0,03 c. de longueur et 0,015 de large.

La cicatrisation de la plaie est en bonne voie et l'os commence à se recouvrir de parties molles : état général satisfaisant.

Le 4 février, dépôt blanchâtre au niveau du bord antérieur de la plaie; céphalalgie violente du côté droit, et, dans la même matinée, accès subit de convulsions cloniques principalement dans le domaine du facial gauche, sans perte de connaissance. Les mouvements spasmodiques sont surtout marqués dans les muscles de la commissure labiale, de l'aile du nez et de la paupière, ainsi que dans les muscles de la langue du côté gauche. En même temps pâleur de la face, anxiété à la fin de l'accès qui dure cinq minutes; parésie passagère des muscles précédents. Dix minutes après, mouvements cloniques moins fréquents et moins intenses dans les fléchisseurs des doigts de la main gauche et de la moitié gauche de la langue. Pouls accéléré, plus petit à droite qu'à gauche pendant l'accès, tandis qu'après le contraire a lieu.

Dans la même journée accès semblable au premier.

Le blessé eut encore plusieurs accès de mouvements convulsifs des muscles innervés par le facial avec participation une fois du droit interne du côté droit, une autre fois de l'abducteur gauche.

Pendant les accès le malade peut marcher et se servir de sa main droite sans difficulté. Les mouvements du membre supérieur gauche sont très limités.

Il comprend et retient suffisamment ce qu'on lui dit pour pouvoir en rendre compte après l'accès.

Mort le 10 février : élévation de la température post-mortem.

Autopsie. — Dans les points correspondants à la plaie externe, la table interne du crâne est rugueuse, traversée par des pores plus ou moins larges, et recouverte d'un pus épais, jaunâtre. A la limite supérieure de la plaie, une lamelle osseuse, ayant les dimensions d'une lentille, s'est détachée de la table interne et n'adhère plus que par son extrémité supérieure à la table vitrée. Perforation en ce point de la dure-mère qui est recouverte de pus dans toute l'étendue de l'hémisphère droit. Autour de la perforation, dépôts noirâtres traversés par des vaisseaux en communication avec ceux de la pie-mère. Le cerveau présente, au niveau de la perforation de la dure-mère, un abcès qui donne issue à un pus verdâtre. Bord supérieur de l'abcès à 0,065 de la ligne médiane, bord postérieur à 0,023 de la scissure de Sylvius, immédiatement au-devant de la scissure de Rolando, siégeant dans le point où la circonvolution centrale antérieure pénètre dans l'opercule, et en partie dans l'épaisseur de celui-ci. Substance cérébrale ramollie autour de l'abcès. Pie-mère adhérente au cerveau dans presque toute l'étendue de l'hémisphère droit.

Observation II.

Epilepsie Jacksonienne débutant par le bras droit et la moitié droite de la face. Service de M. Hardy, salle Saint Charles, n° 17.

Steimnetz (J...), 41 ans, garçon brasseur, entre à l'hôpital le 24 décembre 1879.

Rien du côté de la famille. Pas d'antécédents syphilitiques ni alcooliques. On doit rejeter l'idée de tuberculose. Etat général bon.

En 1862, à Oran, il a reçu un coup de pierre au niveau de la suture fronto-pariétale gauche, à l'union du tiers supérieur avec les deux tiers inférieurs. Perte de connaissance pendant vingt minutes. En revenant à lui, il était frappé de cécité et pendant huit jours la perte de la vue a été complète. Reste vingt-cinq jours à l'hôpital et sort complètement guéri. Depuis cette époque il n'a jamais souffert de sa blessure. En ce moment on remarque une petite cicatrice au niveau de laquelle les cheveux n'ont pas repoussé. Il n'y a pas de dépression appréciable. Interrogé avec beaucoup de soins sur l'existence de céphalées anciennes, le malade prétend n'en avoir jamais eu.

Au mois d'août 1869, le malade fut pris subitement de convulsions cloniques dans le bras, l'avant-bras, les doigts, la face et la paupière du côté droit.

Les doigts se fléchissaient et s'étendaient assez rapidement d'une façon rhythmique. L'avant-bras et le bras étaient secoués par des mouvements convulsifs. La face du côté droit était le siège de contractions cloniques qui soulevaient la commissure des lèvres. Son accès a duré quinze minutes environ. Pendant l'attaque il ne pouvait pas parler. Rien du côté des sens spéciaux, rien dans le membre inférieur droit.

Le 5 novembre 1879 attaque semblable, mais perte de connaissance de huit heures du matin à quatre heures et demie du soir. Quand il revient à lui il se souvient qu'avant de perdre connaissance, il a eu des convulsions de la face, du bras et de la paupière du côté droit.

Depuis ce jour le malade constate un affaiblissement du membre supérieur droit, et dit avoir remarqué une insensibilité relative de ce membre, il ne sent pas quand on le pince. Fourmillements à l'extrémité des doigts de la main droite.

Le jour de l'entrée on constate une diminution de la force musculaire du bras droit. Il n'y a pas atrophie musculaire, mais anesthésie, on peut traverser la peau avec des épingles sans qu'il accuse la moindre douleur. La sensibilité tactile est assez bien conservée. Les sens spéciaux sont intacts des deux côtés. Le membre inférieur droit a conservé toutes ses fonctions normales. Le côté gauche tout entier n'a pas été touché. Rien au cœur, rien aux poumons, rien au foie, anesthésie complète et analgésie très marquée du côté droit, sur la face et le bras : rien à la jambe. Après 24 heures d'application d'un aimant, la sensibilité redevient normale.

3 janvier 1880 : trois attaques consécutives, identiques, la première à 6 heures, la deuxième à 8 heures, la troisième à 9 heures du matin.

Le bras droit est agité de mouvements cloniques réguliers, consistant dans la flexion, à intervalles réguliers, du poignet sur l'avant-bras. Ces mouvements se répètent deux à trois fois par seconde. Le côté droit de la face est agité de mouvements semblables à ceux du tic convulsif : clignement de la paupière et contraction spasmodique de tous les muscles innervés par le facial. Du côté gauche la face est absolument sans mouvements, sauf l'orbiculaire des paupières qui se contracte simultanément avec celui du côté droit. La moitié droite de la langue est agitée aussi de mouvements analogues à ceux de la face et du bras ; mais les muscles de la mâchoire, élévateurs et abaisseurs, ne présentent aucun mouvement. Sensibilité intacte des deux côtés. Intelligence nette. Seulement le malade a de la peine à parler à cause du tremblement de la moitié droite de la langue.

Au bout de dix minutes environ le bras gauche commença à être pris à son tour de mouvements convulsifs, et, au même moment le malade perdit connaissance et présenta le tableau d'une attaque d'épilepsie commune : pâleur de la face, période tétanique pendant quelques secondes, suivie de mouvements cloniques peu étendus, sputation, dilatation des pupilles, stertor, émission d'urine. Une demi-heure après le début de l'attaque, le malade était revenu à l'état normal.

Le 6. Attaque semblable à six heures du matin, pas de salivation, sensibilité conservée, intelligence intacte. Le malade ne peut parler, mais entend et comprend très bien. Il répond par signes. Cet état persiste jusqu'à cinq heures du soir sans perte de connaissance.

Le 7. Parésie de la face et du bras plus accentuée ; la face n'est plus agitée par le tremblement, mais l'avant-bras droit est immédiament pris de convulsions cloniques, si le malade veut exécuter un mouvement. Ces convulsions cessent si le malade, avec la main gauche, serre l'avant-bras droit. Constriction avec un anneau en caoutchouc.

Le 8. Pas d'attaque, même effet à l'occasion des mouvements intentionnels. Rien au repos. La face ne présente pas trace de mouvements. Depuis la dernière attaque, le bras droit est notablement plus faible qu'auparavant. Il y a un léger degré de paralysie faciale avec abaissement de la commissure du côté droit. Sensibilité toujours intacte.

Le 9. Le tremblement a diminué ; la parole depuis l'attaque du 6 est un peu difficile ; la langue est embarrassée. Application d'un séton.

Le 10. Le malade exécute sans convulsions les mouvements du bras droit ; à six heures, sentant revenir une attaque, il s'est couché et les mouvements convulsifs ont recommencé. Sans toutefois pouvoir parler, il ne perdit pas connaissance, et l'attaque dura à peine trois minutes.

Le 11. État normal, seulement clignements de la paupière droite, la faiblesse musculaire du bras droit n'a pas augmenté ; il y a toujours une légère parésie ; sensibilité conservée.

Depuis cette époque, le malade est toujours de mieux en mieux, et finalement est sorti guéri sur sa demande.

Observation III (personnelle).

Epilepsie jacksonienne débutant par le bras gauche et s'étendant à tout le côté.

R. J... 32 ans, employé de commerce, avouant n'avoir jamais eu de rapports sexuels et appartenant à une famille en parfaite santé. A

8 ans a fait une chute sur l'angle de l'escalier et a gardé le lit plus de vingt jours par suite d'une blessure dont la cicatrice, à peine visible, se trouve en avant et en haut de la suture fronto-pariétale droite. Parfaitement guéri, n'a plus rien ressenti jusqu'à l'âge de 19 ans. A cette époque, au milieu de ses occupations, a subitement éprouvé une série de mouvements convulsifs dans les doigts de la main gauche : « L'index et le médius venaient se heurter contre le pouce. » Cet état a duré à peine trois minutes, et tout s'est borné là. R..., quoique fort surpris, n'ajouta aucune importance à ce phénomène.

Huit mois plus tard, à sept heures et demie du matin, les mêmes convulsions éclataient dans les doigts de la main gauche, et la main elle-même exécutait sur l'avant-bras des mouvements alternatifs de flexion et d'extension. R... alla consulter son médecin ; on lui prescrivit une potion avec deux grammes de bromure de potassium quelques bains de tilleul, et tout fut dit ; mais le malheureux jeune homme, préoccupé par la crainte de voir se renouveler ces attaques, devint d'un caractère sombre et taciturne, rompit toutes ses relations et commença à mener cette vie d'intérieur qu'il a continuée jusqu'à sa mort.

Depuis lors, quoique à des intervalles assez éloignés, les attaques se renouvelèrent et, dans la même année, à la cinquième attaque, tout le membre supérieur était agité de mouvements convulsifs. En même temps il constatait une diminution dans la force musculaire de ce bras, et il ressentait une faiblesse relative générale, malgré le bon appétit et la conservation intacte de toutes les fonctions. A la sixième attaque, les convulsions gagnèrent la moitié gauche de la face, et pendant près de cinq mois, ces parties furent seules le siége de ces mouvements. Voici comment il a raconté lui-même son attaque :

« Lorsque pendant une minute j'ai fait marcher les doigts comme si je jouais du violon, ma main vient frapper contre ma poitrine à deux ou trois reprises différentes, puis est brusquement soulevée en l'air avec tout le bras; je sens alors une chaleur intense gagner le cou et le côté gauche de la face, et il me semble que ma figure est en feu; cependant les jambes n'ont rien, j'entends, je vois et je parle. Tout à coup et malgre moi, la lèvre inférieure est tirée en bas et à gauche, la joue gauche se soulève comme si je soufflais, les paupières s'abaissent et se soulèvent sans que je puisse les tenir en repos, ma narine gauche se dilate et se resserre, et je parle difficilement, ou pour mieux dire je n'ose plus parler, attendu que j'ai peur de mordre ma langue qui va constamment se loger sous la mâchoire gauche, et cela dure de six à sept minutes. »

Cinq mois plus tard le membre inférieur gauche était à son tour le siège de mouvements convulsifs analogues à ceux du bras, et tout le côté gauche était pris. Mais pendant ce temps l'intelligence est toujours restée intacte; et l'état général relativement bon.

Environ deux ans et trois mois après les premières convulsions de la main gauche, vers la fin d'une attaque, tout le côté gauche étant pris, au moment où les convulsions se propageaient au bras droit, R... perdait connaissance et présentait une attaque complète d'épilepsie. Depuis lors il a été soumis au traitement par le bromure de potassium qu'il n'a plus quitté. Depuis lors aussi les attaques étaient devenues beaucoup plus fréquentes, et, quoique ne survenant pas toutes les fois, la perte de connaissance arrivait souvent et toujours lorsque les convulsions gagnaient le bras droit. En même temps la santé générale s'altérait, R... devenait d'une maigreur alarmante, et les membres du côté gauche étaient encore plus faibles que ceux du côté droit. Le malade ne pouvait plus comme avant s'occuper aux travaux d'esprit ; une heure de lecture le fatiguait et il accusait très fréquemment une douleur de tête qui lui parcourait tout le côté droit du crâne et s'irradiait souvent de l'autre côté.

Aucune faculté ne lui a jamais fait défaut; la sensibilité (générale et spéciale) a toujours été intacte; mais cependant il reconnaissait que ses facultés intellectuelles étaient affaiblies; « Ma tête ne me sert plus bien », disait-il. Du reste son état s'aggravait à vue d'œil, et la répétition des attaques d'une fréquence extraordinaire à la fin lui avaient fait prendre en dégoût une existence devenue insupportable.

Deux jours avant sa mort, 8 septembre 1880, nous avons assisté à une attaque complète dont nous n'avons pas vu le début, mais il nous l'a raconté lui-même. Toutes ses attaques avaient à peu près les mêmes caractères et la même marche ; elles ne différaient que par la terminaison, suivant qu'elles étaient ou non suivies de perte de connaissance. Et R... en était arrivé à un point tel qu'il annonçait les transformations de son attaque et sa durée presque à la seconde. « Si ma jambe gauche fait plus de trois mouvements, disait-il, je suis sûr que je perdrai connnaissance. J'entends et je vois jusqu'au moment ou quelque chose me court le long de l'épaule droite. »

Nous avons constaté que vers la fin ses dernières phrases étaient mal articulées ; et dans les quelques moments qui ont précédé la perte de connaissance, malgré la netteté de l'intelligence, la parole a été impossible. La période épileptique (convulsions toniques et cloniques) a duré deux minutes et demie ; il y a eu une légère émission d'urine, mais pas de cri initial ni d'écume à la bouche.

Mort le lendemain, dans la nuit. Pas d'autopsie.

Observation IV (personnelle.)

Epilepsie jacksonienne débutant par toute la moitié gauche du corps.

Marie L... X..., 17 ans, bonne constitution, pas d'antécédents de famille, n'ayant jamais été sujette ni aux convulsions, ni aux migraines; menstruation régulière depuis l'âge de 12 ans et 10 mois.

A 7 ans 1/2 s'est fait une profonde blessure à la tête, où l'on peut sentir une dépression ovoïde de 0,015 de long sur 0,008 de large, l'extrémité antérieure ne devant pas arriver jusqu'à la suture fronto-pariétale droite.

Guérie et envoyée en pension, elle eût à 14 ans 1/2, au millieu d'une récréation, une attaque subite constituée par des convulsions cloniques dans tout le côté gauche du corps ; flexion et extension des membres, clignotement des paupières, tiraillement des lèvres et même flexion de la tête et de tout le tronc à gauche. Durée environ six minutes. L'intelligence étant parfaitement nette, elle eut à souffrir des moqueries de ses compagnes, et ne voulut pas retourner en classe.

Le médecin appelé immédiatement constata un certain engourdissement dans tout le côté gauche, et prescrivit un traitement qu'on n'a pu nous indiquer.

Marie L... revint aussitôt dans sa famille où elle fut l'objet des soins les plus minutieux; mais; au grand étonnement des parents, les convulsions ne se renouvelèrent pas.

On commençait à oublier cet événement, lorsque onze mois plus tard les mêmes phénomènes se présentèrent, et la jeune fille perdit connaissance au moment même, nous dit sa mère, où la jambe droite venait d'être brusquement soulevée : « Elle n'avait pas poussé de cri en tombant, elle n'écumait pas, mais son attaque était tout à fait celle du haut mal. » Le traitement au bromure de potassium fut naturellement indiqué.

Depuis ce temps le caractère de Marie L... s'est modifié ; d'humeur très changeante, elle ne fait rien avec goût et ne termine jamais ce qu'elle commence. Elle ne peut plus s'adonner à un travail qui nécessite une attention soutenue, et se plaint souvent de violentes migraines. Tout le côté gauche, notablement plus faible que le côté droit, est d'une maladresse remarquable. Il n'existe pas précisément de paralysie, mais après les attaques qui sont maintenant assez fréquentes, les membres restent pendant quelques jours dans une espèce de lourdeur et de raideur désespérante. Et pourtant la sensibilité tactile serait peut-être supérieure à celle du côté droit. L'état général n'est pas précisément modifié, mais on peut remarquer toutefois une différence entre les deux côtés. Cette différence, moins appréciable sur les membres, l'est davantage sur la face et aux seins, ce qui paraît assez surprenant. La moitié gauche de la face est plus petite que l'autre moitié, et le sein gauche moins volumineux que le droit.

Devant ce fait que nous observions peu de temps après avoir entendu la leçon de M. le professeur Hardy sur l'épilepsie jacksonienne, nous n'avons pas hésité à proposer le traitement indiqué par notre savant professeur, et les résultats ont été on ne peut plus satisfaisants. La symétrie n'est peut-être pas encore parfaite, mais les attaques et les migraines ont complètement disparu.

Réflexions. — Si dès le début nous n'avions pas consacré un paragraphe aux centres moteurs, il nous faudrait maintenant expliquer pourquoi, dans l'observation de Bernhard, les lésions en certains points déterminés de l'hémisphère droit ont donné lieu à des accidents convulsifs du côté gauche, et pourquoi ces mouvements convulsifs étaient localisés à la face et au membre supérieur. Mais ceci est pour nous un point parfaitement établi, et nous ne nous y arrêterons pas. Il en est de même pour les observations II, III, IV; étant donnés les symptômes, nous reconnaissons le siège de la lésion. Ces symptômes nous donnent-ils quelques renseignements sur la nature de la lésion? Nous ne le pensons pas, et une fois de plus nous pouvons dire que le siège est tout. Mais le champ reste ouvert aux hypothèses, et l'on peut faire des suppositions en rapport avec l'ensemble de la maladie, et les circonstances dans lesquelles elle s'est développée. Pour les cas que nous venons de citer, comme lésion consécutive à un traumatisme ancien, nous croyons que l'on pourrait admettre un peu de pachyméningite qui comprimerait les zones motrices des circonvolutions.

Au point de vue de l'intensité de la lésion, les symptômes indiqueraient, pour les observations II et III, une simple excitation de la substance corticale; pour l'observation IV, une irritation nutritive, mais sans altération.

DE L'ÉPILEPSIE JACKSONIENNE SYPHILITIQUE.

En dehors de l'épilepsie ordinaire d'origine syphilitique, sur laquelle M. le Dr Viard a écrit sa thèse en 1878, et pour laquelle Sanchez admet l'action directe du virus sur le système nerveux, on rencontre une infinité de cas qui se rapportent à l'épilepsie jacksonienne, et qui sont occasionnés par des productions syphilitiques intéressant la substance corticale.

Nous avons vu, en parlant de l'étiologie, quelles sont les lésions capables d'engendrer des convulsions partielles, et il reste à montrer par quelques observations que les caractères de l'épilepsie jacksonienne syphilitique sont en tout point semblables à ceux de l'épilepsie traumatique. Il suffirait du reste d'invoquer les leçons de M. Charcot et de M. Fournier, Bravais lui-même ne les différencie pas.

Après avoir considéré dans l'épilepsie partielle syphilitique deux formes générales : la forme monoplégique ou circonscrite et la forme hémiplégique ou latéralisée, le professeur de St-Louis dit dans une de ses leçons cliniques : « L'épilepsie partielle ne témoignerait pas seulement d'une épilepsie symptomatique, elle serait en outre la traduction, l'expression de certaines localisations spéciales, à savoir de lésions périphériques occupant la substance grise ou la substance blanche sous-jacente au niveau de la zone motrice fronto-pariétale.

Cette relation de l'épilepsie partielle avec une lésion d'un siège particulier s'observe dans la syphilis aussi bien que dans toute autre maladie. Ce n'est pas la qualité de la lésion qui constitue l'épilepsie partielle : c'est uniquement son siège, sa localisation à tel district du cerveau, et toute lésion développée en ce point, qu'elle soit syphilitique ou non, aboutira nécessairement aux mêmes expressions cliniques.

Il serait difficile d'être plus affirmatif.

M. Fournier, à l'appui de cette proposition, fait ressortir la fréquence des phénomènes épileptiques partiels dans la syphilis, et d'autre part la fréquence bien connue des lésions périphériques, corticales de la syphilis, spécialement au niveau des régions antéro-latérales du cerveau. Il indique également l'absence du cri initial, la fréquence plus grande des paralysies immédiates, et la céphalalgie fronto-pariétale fixe et bien circonscrite.

M. Fournier fait remarquer que parfois la connaissance, sans être abolie, est assez fortement affectée pour que les malades n'aient qu'une conscience confuse de la crise. D'après lui, dès que les convulsions existent, si la guérison n'a pas lieu, la perte de connaissance finit par arriver tôt ou tard, et l'attaque est complète.

Ces particularités s'observent tout aussi bien dans les épilepsies jacksoniennes de n'importe quelle nature, et les accès nocturnes eux-mêmes, réputés spéciaux aux épilepsies syphilitiques, ne seraient pas suffisants pour établir une différence. Aussi nous dirons avec M. Fournier : « L'épilepsie jacksonienne syphilitique a sa raison anatomique probable, comme toutes les autres épilepsies partielles, dans les lésions périphériques du cerveau siégeant au niveau de la zone motrice corticale, et toutes les fois que la nature de la lésion sera douteuse, il sera bon d'instituer le traitement anti-syphilitique, parce que l'épilepsie est une conséquence fréquente de la syphilis, parce qu'à l'âge adulte, la syphilis est une des causes les plus fréquentes, parce que le traitement anti-syphilitique est souvent suivi de succès. »

MM. les professeurs Charcot et Hardy sont également de cet avis et conseillent vivement un traitement anti-syphilitique énergique.

Observation V.

(H. Jackson : Med. times and Gaz. 10 mai 1873.)

Attaques d'épilepsie commençant dans la main gauche.

Femme de 40 ans, entre le 25 septembre 1866, à l'hôpital de Londres pour y être traitée d'attaques épileptiques. Malade depuis deux ans, aurait eu dans tout le corps, principalement dans le côté droit et dans la tête à la région frontale des douleurs très aiguës.

Au mois de juin 1866, eut une première attaque d'épilepsie à la suite de laquelle elle fut légèrement paralysée ou tout au moins engourdie dans le côté gauche, et dans l'impossibilité de parler pendant toute une nuit.

Durant les quinze jours qui suivirent elle eut de petites attaques dans le côté gauche, se mordit la langue, et toujours, à la suite de ces attaques, restait momentanément paralysée.

Pendant un mois, les accidents furent les mêmes : convulsions épileptiformes à gauche, engourdissement et paralysie passagère. A l'ophthalmoscope pas de lésion sur les rétines ; les disques optiques peut-être un peu plus pâles. La malade présentait des exostoses multiples sur le front, les jambes, le gros orteil gauche On prescrivit l'iodure de potassium qui amena une notable amélioration.

Sortie de l'hôpital, elle vécut deux ans encore dans une alternative de rechutes et d'améliorations obtenues par le traitement anti-syphilitique, et mourut le 2 mai 1868, presque subitement.

Autopsie. — Adhérence de la dure-mère, à droite dans la moitié inférieure du lobe frontal, à gauche, au niveau de la scissure de Sylvius. Autour de ces adhérences, le tissu cérébral était ramolli, ainsi que sur le corps strié du côté droit.

Dans l'hémisphère droit, plusieurs tumeurs adhérentes à la dure-mère, à la pie-mère et au cerveau. L'une de ces tumeurs, du volume d'une noisette, était située dans la circonvolution frontale supérieure droite, au sommet du cerveau. A la coupe elle présentait un tissu d'un blanc jaunâtre, mou et non diffluent.

Observation VI. (Leçons de M. le professeur Fournier.)

Epilepsie hémiplégique gauche (convulsions et contractures.)

« Un de nos malades causait tranquillement assis entre sa femme et moi. Tout à coup, il cesse de parler et sa physionomie prend une expression étrange, il semble frappé subitement de stupeur avec immobilisation tétanique. Puis, toute la moitié gauche du corps, la gauche seulement, est prise de convulsions. Le bras gauche se raidit, se tord et est entraîné vers la partie postérieure du tronc. Les doigts se fléchissent et se crispent; le membre inférieur gauche s'étend et reste dans une rigité invincible, la bouche se dévie, la tête exécute enfin un mouvement de rotation vers le côté gauche et conserve cette attitude pendant toute la durée de la crise; finalement de petites secousses rhythmiques agitent l'avant-bras et la main, toujours du côté gauche, et l'accès se termine après trois ou quatre minutes de durée.

Or, pendant tout le temps que dure cette attaque, la connaissance reste conservée. Seulement, le malade ne répond pas, même par un mot, même par un geste, aux questions que nous lui adressons et que sa femme réitère avec instance. Sa physionomie exprime l'ahurissement et la terreur; mais l'intelligence et la connaissance ne sont point anéanties.

Le malade voit et comprend sa crise : on lit sur son visage les impressions successives qu'il ressent. Il racontait lui-même sa crise le lendemain dans les plus petits détails. »

Traitement anti-syphilitique.

Observation VII. (Leçons de M. le professeur Charcot).

Epilepsie Jacksonienne syphilitique débutant par le membre inférieur droit.

Le 13 décembre 1874, j'ai été appelé par M. le Dr Malhéné auprès de M. X..., âgé de 42 ans, atteint d'accidents cérébraux graves et confiné par ce fait dans sa chambre depuis plusieurs mois.

Dans son récit, M. X... fait remonter la maladie actuelle au mois de juillet de cette même année. Employé dans une maison de banque, il était un certain jour assis comme d'habitude devant son bureau, occupé à écrire, lorsque tout à coup, sans avoir remarqué des phénomènes précurseurs immédiats, il sentit, non sans effroi, son membre inférieur droit agité de secousses convulsives rhythmiques, précipitées, très énergiques. Cette sorte de trépidation dura peut-être quelques secondes, puis le membre inférieur rigide se souleva tout d'une pièce, et presque aussitôt après M. X... tomba à terre sans connaissance. Il ne reprit ses sens qu'au bout d'une heure environ, et il ne sait rien de ce qui s'est passé pendant ce temps-là.

Dès le lendemain, il put retourner à ses affaires, et aucun accident ne s'était présenté quand, un jour, en septembre, au moment où il descendait d'omnibus, il tomba sur le pavé privé de connaissance, après avoir éprouvé, comme la première fois, pendant quelques secondes, cette même trépidation avec rigidité du membre inférieur droit signalée déjà plus haut.

Un léger affaiblissement parétique des membres du côté droit, une notable confusion dans les idées, un certain degré d'obnubilation dans les idées, tels ont été les symptômes qui ont suivi cette seconde attaque et ont persisté après elle.

A partir de cette époque, M. X..., suspendit ses affaires, et il ne sortit plus de chez lui qu'à de rares intervalles, principalement parce qu'il craignait toujours d'être repris dans la rue de nouveaux accidents.

Vers le milieu du mois de novembre, sans cause appréciable, sans avertissement aucun, éclata une troisième attaque ; cette fois la durée des phénomènes de l'*aura motrice* a été plus longue et le malade, avant de perdre connaissance, eut le temps de reconnaître que les secousses convulsives rhythmiques ainsi que la rigidité, après avoir occupé le membre inférieur droit et sans l'abandonner, avaient envahit rapidement le membre supérieur du même côté. Une personne, présente en ce moment rapporte qu'ensuite la tête s'est portée vers l'épaule droite en même temps que le côté droit de la face était grimaçant, puis les convulsions s'étendirent au corps tout entier prédominant cependant toujours sur le côté droit, et après leur cessation survint le sommeil stertoreux.

Il est certain que durant l'accès, M. X... ne s'est pas mordu la langue et qu'il n'a pas uriné sous lui. Sans qu'il eût repris connaissance, plusieurs autres attaques se produisirent, sur tous les points semblables à la première, de manière à constituer un état de mal dont la durée a été de trois heures environ.

Les phénomènes consécutifs, déjà signalés à propos de la crise du mois de septembre, n'ont fait que s'accentuer davantage à la suite de celle dont il vient d'être question ; il s'y est joint pendant quelques jours un certain degré d'embarras de la parole et d'amnésie verbale, un sentiment d'engourdissement dans la joue du côté droit, au voisinage de la commissure labiale, mais ces derniers symptômes ont été tout à fait passagers. Ils s'étaient complètement dissipés lorsque je vis M. X...

Après avoir vérifié l'existence, qui m'avait été annoncée, d'un affaiblissement d'ailleurs léger des membres du côté droit, je reconnus qu'ils n'étaient le siège d'aucune sensation de fourmillement, et qu'ils ne présentaient pas de traces d'anesthésie. Je constatais enfin que la vision n'était nullement troublée.

Antécédents syphilitiques. A 29 ans, chancre induré suivi de diverses manifestations relevant de la syphilis constitutionnelle, parmi elles la roséole. Traitement régulier pendant plusieurs mois.

Dix ans plus tard, M. X... commence à ressentir un malaise singulier, marqué surtout par une grande prostration des forces, de l'inaptitude au travail intellectuel, des troubles dyspeptiques très accentués, très tenaces, rebelles à l'emploi des moyens ordinaires. Un certain degré d'amaigrissement, un état cachectique assez prononcé qu'aucune affection viscérale ne semblait motiver, et enfin une céphalalgie d'un genre particulier vinrent bientôt compléter le tableau. Cette céphalalgie n'a jamais cessé d'exister à un certain degré depuis lors. Constamment localisée dans un espace circonscrit, pas plus large qu'une pièce de 1 fr. ; au-dessus du sourcil droit vers la tempe. Plus tard, au moment des exacerbations, elle s'est souvent étendue jusqu'au sommet de la tête et même à l'occiput, mais sans jamais abandonner son foyer primitif.

Diagnostic : Epilepsie partielle syphilitique. Traitement énergique et guérison.

Nous ne pouvons pas passer sous silence certaines remarques de M. Charcot, dans cette observation à propos de la céphalalgie et du traitement.

« Cette céphalalgie, dit-il, n'est cependant pas un signe caractéristique, on peut la rencontrer dans les diverses formes d'épilepsie partielle indépendantes de la syphilis ; mais elle est peut-être là plus accentuée que partout ailleurs. »

Pour le traitement, il faut, d'après lui, procéder par une attaque de vive force. Frictions avec 5 ou 6 grammes d'onguent napolitain ; iodure de potassium 8 à 10 gr. par jour par la bouche ou en lavement. Suivre ce traitement pendant 20 jours, puis quelques jours de repos ; le reprendre encore et ainsi de suite à trois ou quatre reprises.

Observation VIII (personnelle.)

Epilepsie Jacksonienne syphilitique débutant par la face et le membre supérieur droit.

X... (L.), 39 ans, matelot, constitution vigoureuse ; à 28 ans, chancre induré et diverses manifestations syphilitiques qui ont laissé une perforation du voile du palais ; gommes nombreuses, carie du premier métatarsien droit et résection de cet os. Sorti de l'hôpital après un traitement de sept mois, l'état général paraissait notablement amélioré, et X... crut pouvoir reprendre du service.

A 37 ans, au mois de mai, le bras droit et la face furent tout d'un coup saisis de mouvements convulsifs, sans qu'aucun phénomène précurseur ait pu anoncer une pareille attaque. L'intelligence resta nette et X..., sans s'émouvoir davantage, mit son attaque sur le compte de crispations. Il n'en continua pas moins son travail et ne consulta aucun médecin. Cependant, il constata que son bras droit ne remplissait plus aussi bien ses fonctions; Il était un peu plus petit que le gauche.

Près de neuf mois plus tard, les mêmes convulsions apparurent avec la même soudaineté, et cessèrent au bout de quatre à cinq minutes, de la même façon que la première fois. Seulement la lèvre inférieure resta pendant quelques jours déviée du côté droit et pendante; le bras droit demeura passablement engourdi le même temps, et dans la suite, X... se vit obligé de se servir de préférence de sa main gauche, le bras droit se trouvant considérablement plus faible. Il accusait en même temps certains maux de tête en un point fixe, répondant au tiers supérieur de la suture fronto-pariétale gauche.

Lorsqu'il nous raconta ces accidents, il nous montrait une tumeur qui s'était développée vers le milieu de la première pièce du ternum, et qui, vu les antécédents du malade, n'était autre chose qu'une exostose.

Il eut, en ce moment même, sous nos yeux, sa troisième attaque, en tout point semblable aux deux autres : convulsions cloniques de l'avant-bras et du bras droit, abaissement de la commissure droite des lèvres et trépidation de la lèvre inférieure, clignottement des paupières, trépidation de l'aile droite du nez et un peu de rotation de la tête à droite, mais sans mouvements; les muscles du cou étaient pour ainsi dire contracturés. L'intelligence resta nette et tout rentra dans l'ordre après une durée de quatre minutes et demie.

La lèvre inférieure demeura pendante et déviée à droite, l'aile du nez flasque et le membre supérieur droit, assez raide, n'exécutait qu'avec une certaine difficulté les mouvements volontaires. Sensibilité intacte, vue nette.

Nous instituâmes immédiatement le traitement par l'iodure de potassium, 4 grammes par jour, et 8 grammes à partir du quatrième jour. Cette dose fut maintenue pendant un mois; après quoi, quinze jour de repos et reprise du traitement en commençant d'emblée par 8 grammes. En même temps, sur la portion du crâne préalablement rasée; siège permanent de la céphalalgie, frictions avec une pommade à l'iodure de potassium ioduré.

L'exostose et la céphalalgie disparurent, et depuis il n'y a plus eu d'accidents cérébraux mentionnés.

Réflexions. — De même que pour les observations

d'épilepsie jacksonienne traumatique, les symptômes, absolument semblables, dénotent des lésions dont le siège probable se trouve en des points correspondants de la substance corticale. La nature syphilitique de ces lésions est indiquée par les antécédents et par la guérison obtenue avec le traitement de la vérole. Mais à quelle manifestation de la syphilis peut-on attribuer ces accidents ? Conformément aux idées de M. Charcot la pachyméningite gommeuse circonscrite serait une explication suffisante : et cependant du moins pour les observations VI et VIII, nous admettrions volontiers des productions gommeuses dans la substance grise elle-même, toujours en nous basant sur cette considération que l'irritation de la substance corticale détermine plutôt comme symptôme de la contracture ou des paralysies consécutives aux convulsions ou se manifestant avec elles. Et il nous semble qu'une gomme, siégeant dans l'épaisseur de la substance cérébrale elle même, doit, de préférence aux altérations ordinaires des méninges, atteindre ce résultat.

DE L'EPILEPSIE JACKSONIENNE

CONSÉCUTIVE A UNE MÉNINGO-ENCÉPHALITE ET A CERTAINES TUMEURS.

Dès le moment qu'une altération quelconque de la substance corticale est suffisante pour déterminer des phénomènes convulsifs dans divers groupes musculaires, nous ne sommes nullement étonnés de voir apparaître l'épilepsie jacksonienne à la suite de certaines lésions de la méningo-encéphalite ! Mais ce qu'il importe de constater c'est que les symptômes observés sont parfaitement analogues à ceux de l'épilepsie jacksonienne type, et qu'ils sont tous placés sous la dépendance d'une lésion circonscrite intéressant les centres moteurs.

M. Landouzy, dans une série d'observations pleines d'attraits, a établi d'une manière irréfutable l'existence de ces convulsions partielles consécutives aux lésions de la méningo-encéphalite fronto-pariétale, et le rapport constant entre les lésions et les convulsions. Ce qu'il dit se rapporte pleinement à l'épilepsie de Bravais et de Jackson.

« L'analyse des observations nous montre les troubles convulsifs partiels prenant une allure et revêtant dans leur isolement ou leur groupement, des caractères dont l'importance est considérable d'autant que nous retrouvons la plupart de ceux-ci dans la physionomie générale des paralysies.

C'est ainsi que dans la méningo-encéphalite tuberculeuse, nous voyons la face et le bras, ou bien le bras et la jambe, ou bien encore la face, le bras et la jambe (les trois types de Jackson), associés dans les convulsions presque aussi souvent et aussi régulièrement que ces parties, ensemble ou isolément sont atteintes par la paralysie.

Disons une fois pour toutes que, dans ces faits, la moelle saine peut être désintéressée de tout rôle pathogénique dans l'évolution des troubles moteurs ; ce que du reste faisait pressentir la clinique, puisque dans tous ces cas, la symptomatologie est croisée par rapport aux lésions.

A ce point de vue, on peut affirmer, contrairement à l'opinion de Niemeyer, que, du siège général des convulsions on peut conclure que le côté du cerveau opposé à celui des convulsions est plus particulièrement affecté.

La contracture succède ordinairement aux convulsions cloniques avec une fréquence d'autant plus grande que les troubles convulsifs sont d'emblée fixés et plus violents dans leur allure. Dans la généralité des cas la parésie ou paralysie succède aux convulsions en suivant assez exactement leur circonscription.

En comparant certains groupes d'observations, on voit les convulsions cloniques plus communes que les contractures et fréquemment précédées ou suivies de troubles paralytiques ; d'autrefois les convulsions toniques aussi fréquentes que les convulsions cloniques (les convulsions générales se montrent rarement) ; parfois enfin les contractures l'emportent sur les convulsions cloniques.

Ce fait, rapproché de la nature des lésions, a bien son importance en ce sens qu'il nous montre l'irritation nutritive prédominant sur l'excitation fonctionelle dont la mise en jeu commande les troubles cloniques.

Le relevé des faits, considérés au point de vue symptomatique (la nature des lésions étant laissée de côté), montre que la modalité convulsive la plus fréquente est la forme hémiplégique, tantôt totale, portant sur la face et les membres, le plus souvent intéressant seulement le bras et la jambe d'un même côté. A ce point de vue, les phénomènes convulsifs, qu'ils relèvent d'une méningite tuberculeuse, d'une encéphalite, d'un ramollissement ou d'une tumeur, ont une allure générale; la clinique est de tout point semblable aux données de la physiologie cérébrale, surtout quand on songe que la modalité hémiplégie paralytique ne le cédera en rien comme fréquence à la modalité hémiplégie convulsive.

Le malade le plus souvent garde en partie son intelligence, en partie, son empire sur les muscles convulsés : le côté convulsé reste d'ordinaire paralysé après l'accès. Cette paralysie paraît d'autant plus certaine, intense et durable, que les spasmes eux-mêmes ont été plus fixes, c'est-à-dire que l'irritation semble l'avoir emporté sur l'excitation cérébrale.

Observation IX (Landouzy : thèse 1876.)

Méningite tuberculeuse : convulsions cloniques de la partie inférieure gauche de la face. Déviation de la tête et des yeux à droite : légère contracture du membre inférieur gauche : convulsions cloniques de toute la face et des membres.

Boutier (Urbain), garçon, 5 ans, est amené aux Enfants Malades, n° 53, salle Saint-Jean, service de M. Labric, le 25 juin 1875.

Depuis une quinzaine de jours, B.., chétif, pâle, maigre, convalescent de rougeole, mange à peine, vomit tout ce qu'il prend et va difficilement à la selle; sommeil agité, souvent interrompu par des cris et des pleurs. Plusieurs frères et sœurs de l'enfant sont morts en bas âge de convulsions.

26 juin. B... vomit le peu de lait qu'il consent à boire; pas de selle; ventre indolore, un peu plat; plaintes incessantes, air agressif tandis qu'on l'examine dans son lit. Respiration suspirieuse, sensibilité et motilité intactes.

Le 27. Pupilles égales, insensibles, dilatées. Lait et médicaments vomis. Ventre creusé en bateau. Pas de taches méningitiques. Les yeux grand ouverts, insensibles, sont dirigés vers le plafond.

Après midi, au moment où l'on veut faire boire l'enfant, il est pris de mouvements cloniques rapides dans le côté gauche de la face, mouvements limités à la bouche. L'enfant est replacé dans le décubitus dorsal; la face s'incline légèrement à droite. La commissure labiale gauche est cloniquement tirée à gauche par de courtes saccades qui se produisent de 120 à 128 fois par minute. Les lèvres, ainsi que les arcades dentaires à moitié écartées, laissent voir la langue projetée d'arrière en avant par un mouvement brusque, synchrone aux contractions cloniques de la joue gauche. Cette projection de la langue s'accompagne d'un mouvement très manifeste de la région sus-hyoïdienne gauche seule. Les paupières sont largement ouvertes, les pupilles également dilatées sont insensibles à la lumière (conjonctives sensibles au toucher). Les yeux sont tournés en dehors et à droite. Nous faisons reposer la tête sur la joue gauche; les yeux suivent le mouvement de la tête, se portent à gauche, puis insensiblement se reportent en dehors et à droite, pour rester fixés dans cette position. La tête, placée dans sa rectitude absolue, reposant sur l'occiput, même déviation des yeux en dehors et à droite.

Insensibilité à la douleur et au contact de tous les points du corps: ni résolution, ni contraction des membres; pourtant du côté gauche, le pouce est fléchi sur la main, et les doigts sont fléchis sur le pouce; légère résistance à ouvrir la main et étendre les doigts qui, dès qu'on les abandonne à eux-mêmes, se remettent en flexion. Tandis que rien n'est plus facile que la flexion passive de l'avant-bras droit sur le bras, on éprouve à gauche quelque résistance.

Aucune particularité nouvelle jusqu'à trois heures (à une heure ont commencé les mouvements de la face); les convulsions cloniques s'étendent à tout le côté gauche du corps. La face, moite, est d'un rouge scarlatineux uniforme. Convulsions cloniques du frontal et de l'orbiculaire gauche, se produisant au même moment que les contractions de la joue gauche. Ces dernières se présentent avec les caractères déjà décrits. Les mouvements de projection de la langue semblent moins étendus. Pas le moindre mouvement dans la partie droite de la face. Les yeux sont tournés en dehors et à droite, un peu de roideur des muscles du cou.

Le membre supérieur gauche repose sur le lit dans une position intermédiaire entre la flexion et l'extension, entre la pronation et la supination ; mouvements cloniques de flexion et d'extension des doigts sur le pouce fléchi dans la main. On sent les muscles de l'avant-bras gauche se contracter et se relâcher faiblement ; les muscles de la paroi inférieure de l'aisselle saisis entre les doigts donnent même sensation. Mouvements cloniques très irréguliers dans les muscles du bras et de l'avant-bras gauche. Des convulsions cloniques se passent dans les muscles gauches du thorax et de l'abdomen, synchrones aux contractions de la face et du bras. Membre inférieur gauche placé dans l'axe du corps ; la jambe est à demi-fléchie sur la cuisse et la cuisse sur le bassin. Les membres droits immobiles ne sont ni en résolution, ni en contracture. Les yeux regardent toujours à droite. Les convulsions nous paraissent plus rapides et plus fortes quand on ramène la tête à gauche et qu'on la maintient inclinée sur la joue gauche. Pouls radial incomptable par les mouvements des tendons des muscles. Battements du cœur 132. Les convulsions ont persisté, comme dans le jour, jusqu'à huit heures du soir.

Le 28, matin. Enfant immobile dans le décubitus dorsal, les yeux regardent un peu en dehors et à droite. Pupilles également dilatées, insensibles. Résolution musculaire complète dans les membres gauches. Pas de nouvel incident jusqu'au moment de la mort qui a lieu le 29 à quatre heures du matin.

Autopsie. — Veines de la pie-mère turgides ; l'arachnoïde a un aspect vernissé, poisseux ; peu d'œdème du tissu cellulaire arachnoïdien. Sur l'encéphale, fines arborisations vasculaires très nettes sur les parties antérieures des hémisphères et paraissant moins accusées à gauche qu'à droite. Sur cet hémisphère, les arborisations régulières rappellent les injections bien réussies de l'encéphale. Granulations variant du volume d'une pointe à celui d'une tête d'épingle, disséminées irrégulièrement sur les parties supérieures et latérales des hémisphères, plus confluentes sur l'hémisphère droit. La décortication de l'hémisphère, facile à gauche, ne peut se faire à droite sans entraîner, sur les parties latérales du lobe pariétal, des fragments de substance grise ramollie par places, surtout autour des granulations qui pénètrent avec la pie-mère entre les circonvolutions.

En plusieurs points, noyaux d'apoplexie capillaires. D'une façon générale, le lobe frontal est plus injecté à droite qu'à gauche, mais la substance grise n'est ni ramollie ni adhérente, et les granulations n'y sont pas plus confluentes qu'à gauche.

Le cerveau reposant sur la convexité, l'arachnoïde dans toute sa partie étendue du chiasma au bord antérieur de la protubérance, présente une teinte opaque un peu verdâtre. Exsudats fibrino-purulents mélangés de granulations assez épaisses, se poursuivant le long des cérébrales antérieures et moyennes, plus épais à gauche où ils accolent fortement les lèvres de la scissure de sylvius. Granulations petites, en chapelet, le long des sylviennes, plus confluentes à gauche où elles forment avec les exsudations fibrino-purulentes, une gaine à la sylvienne, perméable pourtant comme du côté droit. Granulations irrégulièrement disséminées, peu abondantes, le long des cérébrales antérieures.

Sur la face inférieure des lobes frontaux, au niveau des circonvolutions olfactives, arborisations fines, très marquées de la pie-mère ; au niveau de la protubérance et presque sur le bulbe, granulations fines qui ne dépassent pas le collet du bulbe.

Les ventricules latéraux contiennent une cuillerée de liquide citrin; parois saines. Voûte à trois piliers molle, mais non déchirée. Le cerveau et ses annexes découpés en minces lamelles ne présentaient ni nodules tuberculeux, ni foyers de ramollissement ou d'hémorrhagie.

Nous croyons utile de rapporter ici l'explication de M. Landouzy à propos de la rotation de la tête.

« Dans le cas de déviation du côté des lésions, la rotation de la tête correspondrait à l'excitation du centre rotateur de la tête sur l'hémisphère malade : dans les cas où la déviation est du côté opposé à la lésion, la rotation correspondrait à l'action sur l'hémisphère sain du centre rotateur resté sans antagoniste, le centre de l'hémisphère malade étant annihilé passagèrement ou définitivement.

Il cite même quelques observations d'épilepsie hémiplégique débutant par les yeux et la tête (déviation et rotation conjuguées convulsives).

Observation X (communiquée par M. Charcot.)

Foyer hémorrhagique intéressant la partie postérieure de la première circonvolution frontale droite. Accès d'épilepsie partielle dans le membre supérieur du côté opposé.

Armand (Catherine), 69 ans, salle Sainte-Marthe, n° 7 (service de M. Charcot), entrée le 27 novembre 1869.

Cette femme avait eu, à une époque indéterminée, des étourdissements et de la céphalalgie. En 1867, hémiplégie gauche, sans perte de connaissance. Retour complet du mouvement au bout de deux mois.

Le 27. Malaise sans perte de connaissance, puis hémiplégie complète du côté gauche; un peu de rotation de la tête. T. 38°,

Le soir on constate par moment, dans le membre inférieur gauche paralysé, de petites secousses convulsives.

Le surlendemain, le mouvement est en partie revenu dans le bras et un peu dans la jambe. Le 30 au matin, attaque épileptiforme légère sans perte de connaissance. Convulsions du membre supérieur gauche. Commissure labiale tirée à gauche, torsion des yeux. La malade raconte qu'elle a éprouvé pendant la nuit plusieurs attaques semblables, pendant lesquelles le membre supérieur gauche seul a été le siège de convulsions qui ont été assez fortes pour la soulever sur le lit. Elle affirme n'avoir éprouvé aucune sensation particulière dans le bras.

Etat actuel : Face tournée à gauche; sterno-mastoïdien droit tendu fortement; paralysie faciale à gauche. Rigidité du membre inférieur gauche et du membre supérieur du même côté. Les doigts de la main gauche sont crispés dans la paume de la main.

A midi, courte attaque. A 3 heures, nouvelle attaque qui a duré cinq minutes, accompagnée cette fois de perte de connaissance, mais la malade dit qu'auparavant la main gauche s'était agitée, etc.

Jusqu'au 2 janvier, état stationnaire, mais de là jusqu'au 7 mars, époque de la mort, signes non douteux de myélite latérale double, avec prédominance à gauche, et compliquée de troubles trophiques des muscles des membres et de la peau. (V. Charcot, leçons sur les maladies du système nerveux.)

Autopsie. — Examen de l'encéphale : suffusion sanguine et séreuse des méninges. Les artères de la base ne présentent pas d'athérome. Quelques anévrysmes miliaires à la surface des circonvolutions.

Hémisphère droit : A la surface pariétale on trouve, à la partie postérieure de la circonvolution frontale supérieure, au niveau même du point où elle s'implante sur la circonvolution moyenne antérieure, une petite dépression formée par la substance grise corticale amincie et légèrement colorée en jaune.

Cette dépression correspond à un foyer hémorrhagique de la grosseur d'une petite noix. A la coupe ce noyau paraît constitué par un caillot en voie de régression, déjà sensiblement décoloré, et qui s'étend par en bas dans l'épaisseur de la couronne rayonnante jusqu'à 0,01 cent. environ au-dessus du noyau extra-ventriculaire du corps strié, lequel n'est point touché. On rencontre en outre, disséminés dans l'épaisseur de la substance de ce lobe, deux ou trois foyers ocreux de très petite dimension.

Hémisphère gauche. — Rien à la surface des circonvolutions. Dans l'épaisseur de la substance blanche, petits foyers de ramollissements miliaires. De plus, au-dessus de l'insula de Reil, et dans le voisinage de l'avant-mur, intéressant la partie antérieure de la capsule interne, on trouve un foyer ocreux considérable. Nombreux anévrysmes dans le voisinage du corps strié, cervelet sain.

Protubérance et pédoncules: sur la partie médiane de la face inférieure du pédoncule cérébral gauche, on trouve une ligne grise très nette (dégénération descendante). Cependant la moitié correspondante de la protubérance ne présente pas d'asymétrie très marquée.

Dans le bulbe la pyramide antérieure du côté droit est grise et atrophiée.

Dans la moelle on trouve une dégénération secondaire très nette au lieu d'élection à droite, et une teinte un peu grise du côté opposé dans les cordons latéraux.

L'examen microscopique fit reconnaître une double dégénération descendante, plus marquée et plus ancienne à droite, plus récente et moins accusée à gauche.

La substance grise présentait en outre des traces évidentes d'irritation par propagation.

Observation XI (Communiquée par M. Charcot.)

Plaque jaune ancienne entre la première et la deuxième circonvolution frontale, près de la circonvolution ascendante antérieure. Epilepsie débutant par des convulsions partielles dans le membre supérieur du côté opposé.

Corbrais, femme de 44 ans, entrée le 11 juillet 1863, salle Saint-Alexandre, n° 10 (service de M. Charcot). Pas de parents épileptiques, antécédents de scrofule : gourmes, tuméfactions ganglionnaires. A 19 ans, coxalgie guérie par ankylose.

Le 16 août 1862, étant au lavoir, sent des fourmillements dans le bras et la jambe gauche, et éprouve des éblouissements. Elle se trouve subitement paralysée du côté gauche, sans perte de connaissance, mais avec abolition de la parole. Cet état a cédé rapidement, la parole est revenue; mais non le mouvement. Trois mois après, elle eut, suivant son expression, des attaques de son bras paralysé. Celui-ci était pris, environ tous les huit ou quinze jours, de secousses convulsives localisées.

Etat actuel. — 14 juillet 1863, intelligence et parole très nettes; paralysie avec flaccidité dans tout le côté gauche du corps et de la face; pupilles égales, pas de troubles de la vue. Sensibilité générale et spéciale intacte. Différence considérable entre la température des deux mains, 2 degrés. Douleurs limitées au côté droit de la tête.

Lorsque les attaques convulsives doivent survenir, la malade en est prévenue par des fourmillements dans le bras gauche et dans les lèvres du même côté, et par une sensation de chaleur qui part de la main. Quelquefois l'aura se manifeste seule et l'attaque avorte.

La malade est sujette à quelques phénomènes nerveux; elle voit des étincelles, elle éprouve une céphalalgie temporale droite accompagnée de douleurs irradiées vers la nuque et l'occiput et d'engourdissement d'oreilles.

Le 15 août vers 5 heures attaque convulsive avec perte de connaissance.

Depuis ce moment jusqu'à sa mort (10 octobre 1864) la malade a eu un nombre d'attaques variable, tantôt complètes, tantôt incomplètes, et pendant lesquelles il a été possible de constater que les phénomènes convulsifs débutaient toujours par le bras gauche qui, inerte d'ordinaire, se soulevait en masse et devenait le siège de mouvements de flexion et d'extension.

Autopsie. — Examen de l'encéphale : aucune coloration particulière des méninges ou de la subtance propre des hémisphères.

Hémisphère gauche. — Rien de notable à la surface ; dans son épaisseur, un foyer de ramollissement a détruit tout entier le noyau extra-ventriculaire du corps strié. Mais, fait digne d'être noté, ce foyer est limité en dehors et en dedans par les capsules externe et interne complètement intactes. On sait qu'il n'existait pas de paraysie appréciable du côté droit.

Hémisphère droit. — A la surface convexe, sous la pie-mère, on trouve que l'intervalle compris entre la première et la deuxième circonvolution frontale, dans son tiers postérieur confinant à la circonvolution ascendante antérieure, est le siége d'une altération caractérisée par de l'atrophie de la substance corticale et une coloration jaunâtre. Cette lésion ne va pas tout à fait jusqu'au point où les deux circonvolutions frontales s'implantent sur la circonvolution frontale ascendante, et paraît d'ailleurs intéresser principalement la deuxième circonvolution frontale.

Une coupe verticale transversale, passant par le foyer, démontre que la lésion intéresse toute la base de la deuxième circonvolution frontale et s'étend à travers la couronne rayonnante, jusqu'au ventricule latéral où le foyer se trahit sous l'épendyme, par une tache jaunâtre de la dimension d'une amande. L'épendyme n'est pas perforé. Le corps strié, le lenticulaire et la couche optique ne sont pas affectés.

Observation XII (H. Jackson.)

Citée par Bernhardt dans Archiv. fur Psychiatrie. — Résumé.

Epilepsie partielle débutant par le pouce gauche : Tubercule à la partie postérieure de la troisième circonvolution frontale droite.

Tuberculeux de 22 ans chez lequel on observait de temps à autre des mouvements spontanés ayant pour siège l'articulation métacarpo-phalangienne du pouce gauche, en même temps qu'une sensation d'engourdissement partait du bras gauche pour envahir tout le corps. De temps à autre il y avait en outre perte de connaissance.

A l'autopsie, on trouve dans le cerveau, qui ne présentait pas d'autres lésions, un tubercule arrondi, du volume d'une noisette, qui avait pour siège la substance grise de la partie postérieure de la troisième circonvolution frontale droite.

On peut remarquer que la lésion n'occupe pas avec une exactitude géométrique le point prévu par l'expérimentation chez le singe ; mais outre que généralement la concordance est plus parfaite, nous avons vu ce qu'on doit penser de ces divergences entre la théorie et les faits.

Observation XIII (Schlager.)

Tumeur carcinomateuse dans le lobe cérébral antérieur gauche.

Femme de 55 ans, prise fréquemment de vertiges avec sensation de fourmillements dans la moitié gauche de la face. Trois mois après, accès de convulsions épileptiformes avec perte de connaissance momentanée, durant de dix à quinze minutes. Ces accès se montraient d'abord tous les trois ou quatre jours, plus tard plusieurs fois par jour. Cet état persista.

Un an après, elle percevait en outre, au début de chaque accès de vertige, des sensations olfactives anormales qui n'étaient pas précisément désagréables. Elle ne les craignait que comme avant-coureurs des vertiges.

Au bout d'un an ces sensations anormales allèrent en diminuant d'intensité pour disparaître complètement. A partir de ce moment elle n'éprouva plus de troubles de l'olfaction jusqu'à sa mort qui eut lieu deux ans après. Ces troubles furent remplacés par des accès de vertige plus longs et plus intenses, par un état comateux, des troubles de l'intelligence, la paralysie du rectum et de la vessie.

Autopsie. — Tumeur carcinomateuse du volume d'un œuf d'oie, dans le lobe cérébral antérieur gauche, ayant perforé la substance cérébrale dans la partie inférieure, et se trouvant en contact, en ce point, avec la dure-mère, dans l'étendue d'un pouce et demie. Elle s'étendait de la lame criblée au trigone olfactif, et avait complètement détruit la bande olfactive gauche, de sorte qu'il n'en restait plus de trace.

Nous avons rapporté cette observation pour montrer une lésion intéressant le centre de l'olfaction. On observe des sensations olfactives, comme ici, ou de l'anosmie ; et naturellement elles sont du même ôté que la lésion. M. Bastian en a vu plusieurs cas ; M. Voisin cite un fait où l'altération était bi-latérale ; elle pouvait servir à déterminer non le côté, mais une localisation anatomique sur la partie inférieure des lobes frontaux.

Observation XIV.

Kystes hydatiques de l'hémisphère gauche du cerveau (zone motrice.) Epilepsie partielle du membre supérieur droit.

Bal..., 41 ans, écrivain, né de parents irritables : il est lui-même d'une irritabililité excessive ; sensible à l'action du café qui le surexcite beaucoup et lui donne des sensations de fourmillement dans les extrémités supérieures. Céphalalgie intense devenant plus fréquente à partir d'août ; au mois de septembre, crampe des écrivains avec demi-flexion de l'avant-bras sur le bras, douleurs déchirantes et spasmes cloniques dans les muscles du membre supérieur. Chaque crise convulsive durait environ dix minutes. Deux fois les muscles du côté droit du cou et de la face ainsi que ceux de l'œil du côté gauche furent pris de secousses convulsives.

Le bromure de potassium fut sans effet.

Diminution de la force musculaire des deux membres droits ; sensibilité normale dans tous ses modes. Changement de caractère qui devient sombre : les yeux deviennent plus saillants. Les crises douloureuses, plus fréquentes, siègent principalement à la nuque. Il n'y a plus de secousses convulsives, la mémoire diminue.

Février. — Commencement d'hémiplégie; membre inférieur droit parésié ; sensibilité normale, un peu de surdité; face vultueuse, yeux saillants, grande gène dans la parole.

Le 12. Contraction du membre supérieur droit, paralysie de la jambe droite, hémi-parésie du côté gauche. Face pâle ; déglutition très difficile (pointe de la langue et luette déviée à droite).

Le 15. Sensibilité normale, prononciation impossible, accès de fureur.

Le 20. Somnolence. Le 22. Coma et mort.

Autopsie. — Congestion pulmonaire.

Cerveau (résumé). — *Hémisphère droit* : pas de lésions.

Hémisphère gauche, surface externe : Vaste anfractuosité renfermant 8 kystes de la grosseur d'une petite noisette ou d'une noix, s'étendant depuis le pied des circonvolutions frontales en avant, jusqu'au lobule pariétal en arrière, ayant détruit les faisceaux blancs moyens, touché les faisceaux blancs supérieurs (frontal et pariétal), ayant enfin perforé en plusieurs points la couche corticale, d'ailleurs aplatie au niveau des autres parties de la tumeur.

Observation XV (H. Jackson, med, Times, juin 1875.)

Convulsions du bras droit s'étendant à la jambe droite; parésie droite ; convulsions générales. Tumeur couvrant à gauche la partie postérieure de la circonvolution frontale antérieure, au point de réunion avec la frontale ascendante.

La malade eut sa première attaque le 24 septembre 1872 ; au moment où elle levait le bras droit, elle sentit tout à coup qu'il se contractait. Les yeux se troublèrent, puis elle perdit connaissance. Elle se réveilla trois quarts d'heures après et retrouva l'usage de son bras.

Le 16 octobre, elle eut une deuxième attaque. Elle venait de se plaindre de pesanteur sur le sommet de la tête, quand son bras se leva de nouveau, puis elle perdit connaissance. Pendant la nuit, elle eut plusieurs attaques, elle ne se mordit pas la langue. Le lendemain, elle eut encore une attaque, mais limitée au bras droit. Le 16 novembre, elle eut, pour la troisième fois, une très forte attaque. Elle ne perdit connaissance que pendant très peu de temps. Après avoir débuté dans le bras, l'attaque descendit dans la jambe, puis remonta au milieu du dos. Ce fut la dernière de ce genre. Pendant longtemps aprés les convulsions furent limitées au bras. Le 19, elles furent encore très fréquentes; pendant sept quarts d'heure, le bras fut constamment en mouvement.

Je vis la malade pour la première fois le 24 novembre; elle eut plusieurs attaques limitées au bras droit. La malade les sentait commencer dans l'épaule; pour en montrer exactement le point de départ, elle plaça un doigt sur le deltoïde, au-dessous de l'articulation de l'épaule. L'omoplate est légèrement soulevé. Les pectoraux étaient en mouvement. Le spasme descendit tout le long du bras, depuis l'épaule jusqu'aux doigts. Au début de chaque attaque, il était tonique; il devenait clonique quand l'attaque atteignait son paroxysme. Le pouce était fortement pressé contre la face palmaire de l'index, et cela si fortement, qu'il semblait à la malade que le pouce voulait arracher son doigt.

Grandes douleurs pendant l'attaque, connaissance complète. Les spasmes revenaient aux moindres mouvements du bras. Pendant les attaques, le mari saisissait le bras, ce qui apportait un notable soulagement. Dans l'intervalle des attaques, le bras était complètement paralysé et tout à fait flasque, la malade ne pouvait pas remuer un doigt. Les attaques étaient courtes et soudaines, ni spasmes, ni paralysie de la face ou de la jambe. En moyenne, il y eut de vingt à vingt-cinq attaques partielles par jour ; une fois on en compta jusqu'à douze en une heure. La malade ne présentait pas d'autres symptômes que la paralysie et le spasme. La tumeur ne s'annonçait par aucun signe caractéristique, ni douleur de tête ni vomissement.

A partir du 1er décembre les attaques deviennent un peu moins fréquentes, mais on constate un tremblement dans la jambe droite et une fois ou deux un tremblement général. L'œil droit se contracte également pendant les attaques.

Le 5 janvier la malade va beaucoup mieux ; elle n'a plus qu'une attaque dans le bras par jour. Elle ne peut marcher sans aide en raison de l'engourdissement du pied droit.

Le 28. Autre attaque très forte et générale.

Le 31. Deux convulsions générales et une forte dans la nuit. Survient l'aphasie ; la malade a conscience de tout ce qui se fait autour d'elle. La malade n'entend plus distinctement de l'oreille droite. Sensations étranges dans les deux narines.

Le 2 février, attaque générale. Le 7, deux autres ; la malade ne peut prononcer que quelques mots sans suite.

Le 10. Autre attaque générale : tremblement incessant pendant plusieurs jours.

Le 15. Etat comateux qui continue jusqu'au 20, jour du décès.

Autopsie. — Tumeur d'apparence à peu près circulaire à la surface, et se projetant légèrement au-dessus de la surface de l'hémisphère gauche, près de la ligne médiane. Elle s'est développée de façon à couvrir la partie postérieure de la première circonvolution frontale antérieure, au point de réunion avec la frontale ascendante. Le diamètre de la tumeur était d'environ un pouce ; même étendue en profondeur. Peu de ramollissement autour de la tumeur.

Sa section montra une surface injectée en quelques points, et infitrée de sang en d'autres. Il y avait dans la tumeur plusieurs kystes que nous crûmes être la trace d'anciennes hémorrhagies. C'était un gliôme hémorrhagique. Rien dans le reste du cerveau.

Dans le même journal, H. Jackson cite une autre observation d'épilepsie partielle occasionnée par un gliôme occupant les circonvolutions du lobe pariétal gauche, à la partie supérieure du sillon de Rolando.

Dans le bullelin de la Société anatomique 1876 M. Bourneville présente, observée dans le service de M. Charcot, une observation d'hémiplégie infantile suivie d'épilepsie partielle ayant sa cause dans un foyer ancien intéressant les circonvolutions frontale et pariétale ascendante et le lobule paracentral.

Le même auteur rapporte, dans la Gazette médicale de 1876, un cas recueilli à la Salpêtrière, dans le service de M. Charcot, et où la lésion paraissait être de nature inflammatoire.

Et nous pourrions multiplier les observations, qui ne sont pas rares, si nous ne croyions pas suffisamment établie l'analogie des attaques d'épilepsie jacksonienne, déterminées par des lésions quelconques ? Aussi nous dirons encore une fois avec M. Landouzy :

« Rien d'étonnant dans cette uniformité symptomatique, puisqu'elle est dominée par des lésions ayant même siège et portant sur des régions pourvues d'attributions fonctionnelles connues. La nature des lésions est ici secondaire, leur siège est tout.

DIAGNOSTIC. — PRONOSTIC. — TRAITEMENT.

Diagnostic. — Dire que le diagnostic de l'épilepsie jacksonienne n'est autre chose que celui des lésions circonscrites et localisées serait peut-être un peu trop exclusif, et cependant il est facile de voir qu'il est complètement subordonné à l'étude des localisations cérébrales, comme nous l'avons dit au commencement.

En présence d'une attaque, par l'ensemble des caractères énumérés plus haut, les trois types de Jackson seront toujours reconnus, et l'epithète jacksonienne viendra s'ajouter au diagnostic épilepsie : mais par le fait même que cette épithète dénote une affection symptomatique d'une lésion corticale, il faut que la détermination de la nature et du siège de cette lésion vienne compléter le diagnostic.

L'examen et l'interrogation du malade suffisent ordinairement pour établir la nature probable d'une lésion, en n'oubliant pas toutefois que, dans les circonvolutions, les maladies les plus fréquentes sont les ramollissements, c'est-à-dire que les lésions des vaisseaux dominent leur pathologie.

Nous pouvons placer là, sous toute réserve, le résultat de certaines observations thermométriques; il existe quelquefois une différence de 1 à 2 degrés centigrades entre deux points symétriques du crâne. Le côté malade est tantôt plus froid tantôt plus chaud que le côté sain, selon la nature des lésions dont il est le siège; il est plus froid, s'il s'agit d'une oblitération artérielle, plus chaud s'il s'agit d'une lésion inflammatoire.

Le siège sera déterminé par les signes physiques et fonctionnels.

Les signes physiques manquent dans l'immense majorité des cas ; habituellement il ne reste qu'une cicatrice imperceptible ou une dépression excessivement légère dans le point qui a été le siège d'une lésion traumatique, et ce signe échappe aux investigations (ecchymoses, plaies des téguments, fractures).

Quelques-uns ont plus de valeur : une tumeur de la voûte, comprimant un point de l'encéphale, si elle est apparente au dehors, indiquera d'une manière assez précise quelle est la partie du cerveau qu'elle comprime à sa face profonde. Non seulement les tumeurs de mauvaise nature peuvent percer au dehors, mais même les échinocoques ont parfois aminci et perforé la boîte crânienne. Un cas de ce genre a été publié par Westphal en 1873 et cité par M. Philippon dans sa thèse de Paris, la même année.

Une lésion située derrière l'orbite pourra déceler approximativement son siège en amenant soit de l'œdème des paupières par oblitération des sinus caverneux, soit une paralysie des muscles de l'œil, voire même un refoulement de l'œil en avant. Ce sont des cas exceptionnels.

La névrite optique par étranglement indiquera une augmentation de pression intracrânienne, quel que soit le siège de l'affection qui cause cette augmentation de pression.

L'existence d'un abcès de l'oreille n'est pas une circonstance à négliger, vu la fréquence assez grande des accidents cérébraux consécutifs à l'otite. Malheureusement ils ne fournissent pas de renseignements assez précis pour la localisation de l'affection.

Le point le plus important est de savoir si les centres moteurs sont touchés, et les signes fonctionnels seuls peuvent nous l'apprendre.

Ici se place naturellement tout ce qui a été dit sur les centres moteurs.

Répétons seulement que les convulsions dans une moitié du corps indiquent le siège d'une lésion du côté opposé, dans les régions motrices du cerveau ou dans les conducteurs qui en partent.

Une lésion siégeant à la partie inférieure du lobe frontal pourra altérer ou détruire la bandelette ou le lobe olfactif et déterminer ainsi soit l'anosmie, soit des hallucinations de l'odorat, comme nous en avons vu plusieurs exemples.

M. Lépine, dans sa thèse, fait une remarque importante sur l'aphasie :

« L'aphasie, dit-il, peut faire défaut, si la lésion n'envahit que dans une faible étendue le territoire du langage ; d'autre part on l'a rencontrée coexistant avec des lésions dont le siège était variable. » Après une dissertation savante sur l'interprétation des faits, il termine en déclarant que « les faits pouvaient n'avoir pas la signification qu'on leur a attribuée, et que l'aphasie vraie, sauf des exceptions rares, est le signe d'une affection dans le domaine de l'artère sylvienne. »

Nous ne sortirons pas de cet excellent ouvrage sans résumer ce que dit l'auteur sur les signes tirés de la nature de la lésion.

« Si les diverses altérations anatomiques avaient chacune quelque siège de prédilection dans l'encéphale, la connaissance de la nature de la lésion serait un élément important pour la détermination de son siège. Il n'en est pas ainsi assurément. Cependant les lésions ne se répandent pas indifféremment et irrégulièrement dans tous les points du cerveau : elles affectent, les lésions d'origine vasculaire surtout, une distribution voulue, imposée par la distribution du vaisseau lésé. Si l'on connaît ce vaisseau, on peut en déduire la configuration et les limites du territoire cérébral intéressé ; or, on peut, dans quelques cas au moins, soupçonner une embolie de la sylvienne ou de ses branches. »

Sans rapporter la description détaillée des territoires irrigués par les diverses artères du cerveau, nous signalerons les territoires de la cérébrale antérieure, de la sylvienne et de ses branches, des cérébrales moyenne et postérieure, comme représentant les parties de l'encéphale qui nous intéressent plus spécialement, c'est-à-dire la substance corticale des circonvolutions.

Il est évident, d'après ce que nous avons dit, que les lésions dans le territoire de ces artères détermineront une série de symptômes qui permettront généralement à la clinique de spécifier le siège de ces lésions. Et en résumé on pourra diagnostiquer, avec certaines probabilités, des lésions circonscrites et localisées :

A la surface convexe : Dans la région sylvienne et dans une partie de la région temporale.

A la base : Au niveau des bulbes olfactifs et aux environs de la bandelette optique.

Dans la profondeur : Au niveau de la portion postérieure de la couche optique et de la couronne de Reil.

Les *tumeurs*, jusqu'à une cetaine limite, peuvent également fournir quelques notions sur le siège occupé par elles. Leur nature est ordinairement présumée ; leur siège, quoique fort variable, a été pour quelques-unes plus spécialement observé en certains points.

Le *tubercule* se trouve dans presque tous les points de l'hémisphère, peut-être un peu plus fréquent à la périphérie, mais il n'a pas de véritable siège de prédilection.

Les *productions syphilitiques* intéressent de préférence la superficie du cerveau dans les trois quarts des cas : leur point de départ est dans les enveloppes, notamment dans le crâne et dans la dure-mère. Il est important de noter, au point de vue qui nous occupe, qu'elles sont presque toujours multiples et très disséminées : d'où les symptômes plus ou moins divers.

Le *cancer* atteint de préférence la périphérie de l'encéphale.

Le *gliôme* occupe le plus fréquemment la substance blanche des hémisphères et la surface du cerveau. Le plus souvent solitaire, il existe parfois diffus, non disséminé. Il se complique souvent d'hémorrhagie interstitielle.

Le *sarcome*, très rare, occupe, dit-on, de préférence, les portions profondes.

Les *parasites* observés sont le cysticerque et l'échinocoque. Le premier plus commun reste souvent latent : il siège presque constamment dans la substance grise corticale, 59 fois sur 88 (Kuchenmeister), d'où la fréquence des attaques épileptiformes. On le dit plus commun à droite qu'à gauche. Les echinocoques, à l'inverse des précédents, n'ont jamais pour siège les couches périphériques du cerveau.

Les *anévrysmes* qui peuvent comprimer les hémisphères cérébraux siègent presque tous sur la cérébrale moyenne.

Les *abcès* succèdant à un traumatisme et à une lésion de l'oreille ou du rocher, d'après M. le professeur Brouardel, ne sont pas contigus à la lésion. Les derniers se développent surtout dans la substance blanche, à peu de distance de la lésion, occupant le plus souvent le lobe moyen et temporo-sphénoïdal. Ils ne sont généralement pas enkystés.

Et maintenant, pour ce qui est de la fréquence relative des lésions, pour ce qui concerne l'âge, le sexe, etc., nous ne voyons rien de spécial à signaler. Les lésions traumatiques sont plus fréquentes chez l'homme, en raison même de ses occupations : les lésions syphilitiques plus spéciales à l'adulte, parce que l'enfance et la vieillesse nous en mettent ordinairement à l'abri : les lésions de la méningo-encéphalite, le tubercule, le cancer, les kystes, les anévrismes, etc, comportent tout ce qui a été dit dans les ouvrages classiques.

Pronostic. — Le pronostic est variable : quoique fort grave, la maladie n'est cependant pas incurable, et la guérison dépend naturellement des causes qui l'ont engendrée.

De prime abord et indépendamment des causes, nous pouvons dire que l'on peut tirer certaines conséquences de l'intensité des lésions révélée par l'intensité des symptômes ; les chances de succès seront plus ou moins grandes, selon qu'il y aura excitation, ou irritation, ou enfin destruction de la substance corticale. Mais pour des lésions de même intensité, le pronostic est complètement subordonné à leur nature.

D'une manière générale, l'origine syphilitique est d'un bon augure pour la guérison, comme le laissent entrevoir MM. Fournier, Charcot, et Hardy : mais il est bon toutefois d'instituer un traitement énergique dès le début.

L'origine traumatique n'autorise pas les mêmes espérances, bien que l'on compte un certain nombre de succès. Il sera prudent de se tenir sur une grande réserve.

Quant au pronostic des épilepsies jacksoniennes déterminées par l'une quelconque des tumeurs que nous avons mentionnées, il devra être on ne peut plus réservé.

Traitement. — Tel que nous l'avons vu employer, le traitement comprend le traitemeut abortif de l'attaque, et celui de la maladie en général ou pour mieux dire de sa cause.

Tous les auteurs ne sont pas d'accord sur les avantages qu'il peut y avoir à faire usage de certains moyens capables de limiter les accès ! Romberg notamment s'écrie : « qu'un accès déjà commencé continue ; éloignez l'idée de l'interrompre, parce que l'attaque est d'autant plus intense, qu'il y a un plus long intervalle depuis le dernier. » Et pourtant les praticiens ont généralement cherché (et cela de tout temps), à empêcher la propagation des convulsions et par cela même la perte de connaissance ! Bravais cite Galien et son maître Pelops employant une constriction énergique, des cautères, l'extension forcée.... etc... pour arrêter la marche de l'attaque : lui-même fait un usage fréquent des vésicatoires : Nous avons vu Odier, Jackson, Brown-Séquard, Charcot, Hardy, remettre en honneur la constriction et obtenir des résultats satisfaisants. Devant les faits on ne peut nier l'efficacité des moyens. Evidemment ce traitement seul est généralement insuffisant pour amener la guérison; mais il évite au malade certaines attaques, et ce n'est pas à dédaigner.

Le traitement de la cause variera avec la cause elle-même.

Là même, avec M. Hardy, nous établirons un traitement local et un traitement général.

Le traitement local comprendra les révulsifs et surtout les sétons et cautères en un point approprié, les frictions avec une pommade à l'iodure de potassium ioduré sur la partie du crâne correspondant à la lésion, ou les diverses préparations mercurielles, et les opérations que peuvent nécessiter les tumeurs.

Le traitement général sera celui de la syphilis si bien établi par Fournier, de la tuberculose, de la scrofule..... etc... et pour une lésion d'origine traumatique, nous donnerons également avec M. Hardy, l'iodure de potassium à l'intérieur.

CONCLUSIONS.

Indiquées dès le début et confirmées par les observations que nous avons citées, nos conclusions sont absolument en rapport avec ce que nous disait M. le professeur Hardy en terminant sa leçon :

Par ses causes qu'il est presque toujours facile de reconnaître et qui sont le plus souvent des lésions traumatiques ou diathésiques intéressant directement ou indirectement la substance corticale du cerveau :

Par ses symptômes constants et identiques, spécialement représentés par des convulsions localisées dans un membre ou à la face d'un seul côté du corps :

Par sa marche progressivement envahissante et aboutissant à l'attaque complète avec perte de connaissance.

Par sa terminaison, bien plus souvent heureuse que dans l'épilepsie ordinaire.

L'épilepsie Jacksonienne se distingue de cette dernière et constitue une affection symptomatique particulière contre laquelle on pourra diriger un traitement qui sera toujours rationnel, s'il n'est pas toujours suivi de succès.

Paris. — A. Parent, imp. de la Fac. de médec., rue M.-le-Prince, 31.
A. Davy, successeur.

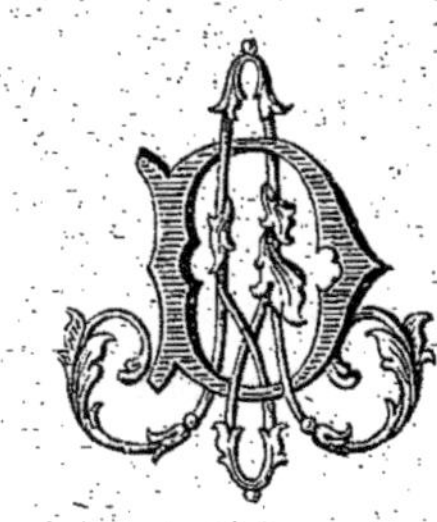

www.ingramcontent.com/pod-product-compliance
Ingram Content Group UK Ltd.
Pitfield, Milton Keynes, MK11 3LW, UK
UKHW020315220726
13923UKWH00003B/1171